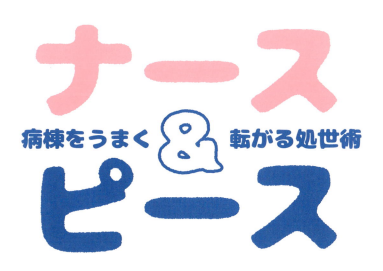

ナース & ピース

病棟をうまく転がる処世術

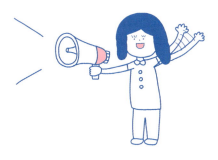

[著] 中堅ナースのつぶやき
[監修] 東京武蔵野病院内科　本田 明
[イラスト] 駆け抜けるおにぎり

MC メディカ出版

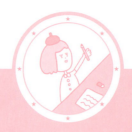

自己紹介

仕事	ナース歴14年、教育委員と学生指導を長らく兼任。クリニック・派遣業務なども経験あり。
性格	● のびのびとマイペース。ポジティブ思考。 ● ときどき、おっちょこちょいがすぎる一面も。 ● 年下を放っておけず、お世話好き。
趣味	ナース観察
特技	スタッフの特徴をつかみ、かかわりかたの攻略方法を見つけること

Myナーススタイル

1. 定時ダッシュ
2. 夜勤は基本エコモード
3. 派閥に入らず、でも孤立しない
4. コミュニケーションの徹底
5. 相手の気持ちを考えてから行動
6. おかしなことは年上でも意見する

はじめに

　つらい看護実習を乗り越え、国家試験に合格してようやく念願だったナースになれた新人さんたち。いざ働きはじめると、業務内容よりも人間関係の悩みに強いストレスを感じてしまう新人さんは多いです。なかには、ストレスをうまく発散できずにメンタルが不調となってしまい、残念ながら退職してしまう人も。

　そんな新人ナースのために、私に何かできることはないかと模索したところ、「処世術を教えてあげることならできるかも」と思いました。私は、相手の特徴をつかんで、その人に合わせたかかわり方を見いだすのが奇跡的に得意なのです。

　ナースになって数年がたったころ、病棟の新人ナースから"先輩とのかかわり方"について相談を受けた私は、「あの先輩に話しかけるタイミングは〇〇のときがいいよ」とアドバイスをしました。その後も、別の新人ナースたちから「〇〇先輩が苦手でどうかかわったらいいのかわからない」などと相談を受けることが増えたので、よく話題に上がる先輩の特徴とかかわり方をノートにまとめて後輩に渡しました。

　そのノートは思っていた以上に役に立ったようで、新人ナースからは感謝され、気づけば後輩たちの間で"バイブル"としてまわっていきました。
　（もちろん先輩たちは、その存在を知らないまま……）

　こんなふうに、私のノートが後輩たちの役に立つのなら、人間関係で悩んでいる全国のナースに、私の"処世術"をまとめて届けてあげたい！と思ったのです。そんな気持ちから、この本を執筆しようと決めました。

　人間関係に疲れてしまったナースたちに、処世術を知ってもらって、すこしでも気持ちが楽になってもらえたらうれしく思います。

ピース！

おことわり　今回紹介する内容は私の経験がベースになっているので、監修者の所属施設は本書の内容とは一切関係ありません。

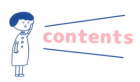

contents

わたしのてへぺろ談1 「ザッツライト」　6

1 病棟ナース　タイプ別かかわり方　ナース図鑑　7

赤リップ命！イケメンドクター大好き(赤リップ先輩)　8
まるで修造!?熱血！体育会系(押忍先輩)　10
「根拠は？」が得意技！(エビデンス先輩)　12
「この世に新人って存在するの？」(新人嫌い先輩)　14
情緒不安定でとつぜんキレる(不安定先輩)　16
お天気のようにコロコロ変わる気分屋さん(コロコロ先輩)　18
じつはマウンティング女子？(マウント先輩)　20
ミ○ネ屋！うわさ好きな情報通!?(ミ○ネ先輩)　22
あなたのことを細かくチェック(姑先輩)　24
つねに座っていたい病棟の裏ドン(裏ドン先輩)　26
世話好きと思わせての派閥勧誘さん(派閥先輩)　28
世渡り上手さん！(ヨイショ先輩)　30
こだわりが強いルーティンさん(ルーティン先輩)　32
教育係と見せかけて若手をコントロール(コントロール先輩)　34
自分にシュガー、他人にスパイス(甘辛先輩)　36
プライドが高く、自分より弱い人を見下す傲慢さん(ゴーマン先輩)　38
まわりをかき乱す、パニックさん(テンパリ先輩)　40
昔の看護から抜け出せない(ワンス・アポン・ア・タイム先輩)　42
トラブルメーカー!?「私、サバサバしているのよ」が口癖(自称サバサバ先輩)　44
「ねぇ、からだ重くない？」怖いな〜怖いな〜(ほん怖先輩)　46
わたしのてへぺろ談2 「インシデント大根」　48

2 病棟ドクタータイプ別かかわり方　ドクター図鑑　49

俺がナンバー1　俺様ドクター　50
いつも忙しそうなドクター　52

ナース＆ピース
病棟をうまく転がる処世術

ナース任せドクター	54
ナースを下に見るゴーマンドクター	56
起伏が激しい気分屋ドクター	58
併用禁忌薬を処方する危ないドクター	60
おしゃべりドクター！	62
師範並み!?達筆ドクター	64
つぶやくように話すドクター	66
スケジュールどおりに進まないといら立つドクター	68
「君かわウィ〜ね」チャラドクター！	70
手技に集中してしまうドクター	72
処置時に患者さんまわりを汚染させてしまう常連ドクター	74
いつのまにか処置して帰るドクター	76
マイペースドクター！	78
わたしのてへぺろ談③「大恥！バブバブカー事件」	80

3 患者さん別のかかわり方   81

わたしのてへぺろ談④「印鑑……？」	98

4 お局様の特徴・対策   99

5 ナースマンの偉大さに感謝   111

6 病棟は女子校だ！   125

わたしのてへぺろ談⑤「寝ぼけた先には…」	146

7 申し送りの心得・申し送られる側のタイプ   147

8 成長への近道！身近な人をまねてみよう   161

ナース川柳	170

わたしの てへぺろ談 1

ザッツライト

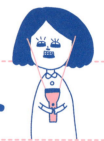

　1年目で夜勤の独り立ちをして間もないころの話です。指導が厳しくて有名な主任さんと一緒の夜勤になり、終始ものすごく緊張していました。病棟の消灯時間は決まっており、消灯後は病棟が暗いため、手持ちライトを照らしながら巡視を行います。起床時刻の6時になると、病棟の電気をつけて明るくします。

　私は、6時前から採血や朝のナースコールでバタバタしており、6時を回ってすでに病棟が明るくなっているにもかかわらず、自分のメモ用紙をずっとライトで照らして業務を行っていました。それを見た主任さんが「どんだけ明るさがほしいのよ、もうまわりはとっくに明るいわよ」とクスクスしながら教えてくれました。明るくなった病棟で、1人だけライトを照らしながら仕事をしている姿を見て、私自身も面白おかしくなり笑ってしまいました。

　厳しい主任さんと仲良くなれたのは、このライト事件がきっかけでした。なかなか主任さんとの距離が縮まらないのでどうしようかと悩んでいたので、あのときのライトを照らしていた自分に「グッジョブ」と言いたいです。

chapter.1
病棟ナース タイプ別かかわり方

ナース図鑑

病棟にはさまざまなキャラクターのナースたちが待ち構えています。
各キャラクターに合わせてある程度うまく接していかないと、
息苦しく感じることが多くなるかもしれません。
うまく接するためには、さまざまなキャラクターのナースの
特徴やかかわり方をよく理解することが大切です。
優しくて平和なナースももちろんいますが、
なかにはまわりに害を与えてしまう人もいます。
特徴をつかんで、間違ったかかわり方をしないようにしなくてはいけません。
また当然ですが、自分がそうならないように気をつけなければなりません。
そこで、いままで私が出会ったナースを紹介したうえで、
ベストだったかかわり方について述べていきます。
すこしでも対人関係のストレスが減ってくれたら良いなと思います。

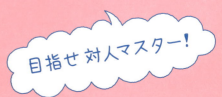

目指せ 対人マスター！

file.1 赤リップ命！イケメンドクター大好き（赤リップ先輩）

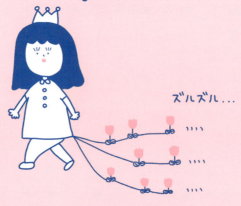

- 20代のときにアイドルにスカウトされたことがある
- 実年齢よりも若い服装を好む
- メイクは濃いめ、赤リップ命
- 病棟の主要人物
- イケメンドクターと普通ドクターに対する扱いの差がある
- 飲み会では両隣りを好みの推しドクターで囲む
- 推しドクターは基本的に若い研修医
- 推しドクターと仲良くしようものなら、翌日から仕打ちがある
- 自分の生誕祭を好きなメンツで開く
- 好みのドクターの前だと女子度120％
- 自分の開く飲み会にかわいい子を呼ばない
- 周りからチヤホヤされていたい願望の持ち主

先輩へのかかわり方

- ★ 赤リップ先輩から飲み会に誘われたら、飲み会の趣旨を事前に確認する
- ★ 飲み会に誘われた場合、誘導された席に座るのが無難
- ★ ミニスカートなどの露出度が高い格好をして飲み会に参加しない
  （「いつもの自分より地味かな」くらいがちょうどいいかも！）
- ★ 推しドクターに関する新情報をほかのナースから聞くことを嫌うため、情報を得ても心の中に秘めておく
- ★ チヤホヤされることを好むため、困ったときはヨイショする

催される**飲み会の趣旨は「私の会に呼んであげたから、私のことを持ち上げて」的な感じ**です（苦笑）。「リアルな話？」と思う人もいるかもしれませんが、実際に定期的に開催されています。

友人に話すと「参加するドクターはいるの？」と聞かれますが、けっこう参加しています。たいてい赤リップ先輩は病棟における主要人物であり、権力を持っているので、「飲み会などで仲良くしていれば病棟でも働きやすくなるかな〜」といった目的で参加している人が多い印象です。一方で、研修医のほとんどは断れず強制参加しているようでした。

ある日、新人さんがこの会の趣旨を知らされずに、はじめて先輩に誘われた飲み会ということで参加しました。その新人さんは、参加していた赤リップ先輩の推しドクターと仲良さそうに話をしただけで、翌日から赤リップ先輩から無視されるようになったのです。

私は参加していなかったのですが、参加していた人たちから後日「新人さん、赤リップ先輩の推しドクターと楽しく飲んで盛り上がっていたんですよ……」と、飲み会であったことを聞き、「そういうことか……」と理解しました。同時に、参加したことのある人が事前に飲み会の趣旨を新人さんに伝えておいてあげれば、この結果は回避できたのに、とも思いました。

赤リップ先輩は、新人さんに彼氏がいないことは知っていたようで、自分の推しドクターと楽しく話していたため、狙っていると思ったようです。数カ月がたち、新人さんに彼氏ができたと知ると無視はなくなり、今までどおりの対応に戻っていきました。いろいろなことを学んだ新人さんは「もう、あの飲み会には絶対に行かないです」と断言。そう、それがいちばん平和。赤リップ先輩とかかわるときは、**誘われた飲み会の趣旨を把握して、誘導された位置に座って無難に乗り越えるのがいちばん**トラブルにならないと思います。そして困ったときは**ちょっとヨイショできる腕を持っておくと、さらに危機回避**できるかも。

ドクターコメント

自分自身を愛する気持ちを「自己愛」と言います。これ自体は誰でも持っており、悪いことではありません。ただ、この自己愛が過剰になると行動として目立ってしまうことになります。自分を立ててくれない人は敵ですし、他人の気持ちは二の次です。このような人とは正面衝突を避け、相手の承認や賞賛の要求をうまく使うことがコツになります。

file. 2

まるで修造!?
熱血！体育会系
（押忍先輩）

ウ****
おはよう
ございます!!

- ▨ 学生のころ、体育会系の部活に所属していた
- ▨ あいさつを大事にする
- ▨ 上下関係に厳しく、年功序列を気にする
- ▨ チームワークを重要視する
- ▨ 仕事はスピード重視
- ▨ （後輩育成）指導に対する気持ちが熱い
- ▨ イベントや飲み会の幹事率高い

先輩へのかかわり方

- ✿ 積極的に"普段よりすこし大きめ"な声であいさつする
- ✿ こまめに自分の仕事の進行状況を伝える
- ✿ 困ったときや悩んだときは、一刻も早く報・連・相をする
- ✿ 避けようとすると余計に指導が熱くなるため、逆に歩み寄る行動をとってみる

朝のあいさつをしたつもりが、どうやら押忍先輩には聞こえていなかったようで、終日機嫌が悪いことがありました。どうしても気になって、「私、気に障ることしちゃいましたか……？」と聞くと、先輩は、「朝のあいさつは仕事の始まりだから、大きい声でしないとね」と言いました。正直、「あいさつの声が小さいだけで機嫌を損ねないでよ……」と思いましたが、**"何を重視するか"って人それぞれ**なんですよね。

また、私の残りの仕事量を見て「何でこんなに仕事を抱えているの？」と言われたこともありました。このときも、「自分で間に合うように配分してるんだけどな。いろいろと仕事を見られているようでやりづらいなー」と感じてしまいました。ただ、自分自身は時間配分して定時までには終えられるように仕事を進めていたつもりでも、そのことを相手に伝えなければわからないですよね。

注意されて以降は、「押忍先輩、おはようございます！」と大きな声で、かつ、あなたにあいさつしていますよ！というアピールも込めてあいさつすることと、**自分の進行状況を伝えながら仕事を進めていく**ようにしました。そうすると、押忍先輩から指導を受けることも少なくなりました。おそらく、**押忍先輩は後輩が何をやっているのかわからない状況が嫌**なのだと思います。「暑苦しいから距離をとりたいな」といった気持ちもわかりますが、距離があくぶん、押忍先輩の行動はさらに熱くなり、松岡○造のようになることも。そのため、逆に**相談したりするなど歩み寄る姿勢を見せるのが押忍先輩と上手に付き合えるコツ**だと思いました。

また押忍先輩は、スピード感があるので、人よりも早く仕事を終えていることが多いです。**困ったときや悩んだときは早めに相談しておくと後々フォローしてくれることも多いので、コミュニケーションを密にとる**ことをオススメします。

ドクターコメント

このようなタイプの人は、キャラがわかると比較的やりやすいのです。物事をなんでも単純化して考えようとする癖のある人もいるので、病態生理が複雑な疾患の看護に関しては、もろい面もあります。押忍先輩に付く場合は、先輩の理解が足りない部分を自分で勉強してカバーしなくてはなりません。

file.3 「根拠は？」が得意技！
（エビデンス先輩）

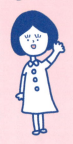
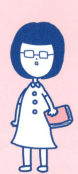
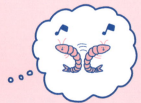

- 「で、根拠は？」が口癖
- 昔、教育担当や学生指導をしていた人に多い
- 教育熱心（押忍先輩よりも、学問的な教育を重視）
- 根拠に基づく看護をしてほしい気持ちが強い

先輩へのかかわり方
- ☆ 根拠を答えられるように準備しておく
- ☆ 知ったかぶりは絶対にしない
- ☆ わからないときは素直に「わからないので、○○までに（いつまでに）調べてきます」で良い
- ☆ 一人前になるためのエビデンス塾に入門したと思う

生のころから実習指導者に「根拠は？」と何百回も聞かれてきたかと思います。そして、入職してからも根拠を問われる場面は多くあります。

たとえば、与薬の6Rで指さし呼称をしているとき、エビデンス先輩から「指さししている根拠は？」と聞かれたことがありました。急に聞かれるとドキッとしたり、頭が真っ白になったりすることもありますよね。「確認の精度を上げるためです」と答えると「しっかり根拠に基づいて日々の仕事をしていってね。今のは合格！」と言われました。毎日毎日……根拠責めで正直まいることが多いですが、**根拠を確認してくれるエビデンス先輩は自分のことをしっかり見てくれていて、ありがたい存在**だと思うようにしています。わからないときは知ったかぶりはせず、素直に「わからないので、明日までに調べてきます」と伝えましょう。エビデンス先輩は、ちゃんと待ってくれるタイプです。

きっと看護学生生活が終わったら根拠責めから解き放たれると思っていた新人さんもいると思いますが、こんなふうに、**入職してからも変わらず根拠を聞かれる**と思ってください。いっそのこと、「エビデンス塾」にでも入門したと考えてみてはどうでしょうか。自分が根拠に基づいた看護ができるよう習慣づけてくれる場であると考えると、すこしは乗り越えてみようという気持ちになるかもしれません。

※ 教育熱心で新人さんの成長を思って根拠を確認する場合がほとんどですが、まれに自分のストレスを当てつけてやっている場合もありますので、そこは見極めが必要です。

昨今の看護学でもエビデンスが非常に重要になっており、診療報酬や医療訴訟などでも患者さんへの行為に対してその根拠が厳しく問われることが多くなっています。ただ、一般的にエビデンスは集団を対象とした研究によって確立されるので、患者個々の問題ではあまり有効でない場合もあります。エビデンス至上主義にも経験至上主義にも偏らないバランス感覚が必要になります。

file.4
「この世に新人って存在するの？」
(新人嫌い先輩)

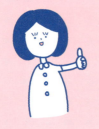
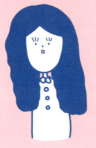

- 基本、新人教育にはかかわらない
- 警戒心が強い
- 新人をいないものとして扱うか、もしくは冷たい視線を送る
- 「私、新人嫌いなのよね」とみずから発言する
- 新人に接するときの表情と口調が、そうでないときと明らかに違う
- あいさつを返さないのもザラ
- 「一人前と認めたら普通に話す」というスタンス

先輩へのかかわり方
★ 気にせず自分の仕事を自分のペースでするのがいちばん
★ 話しかけられたときは、誠意をもって対応する
★ 感情的になって張り合ったりはしない
★ 興味を持っているものは何かを探り、共通の話題ができるように準備しておく

新人のころに新人嫌い先輩にあいさつをすると、返事がなかったことがありました。「あれ、聞こえてなかったのかな」と思い、もう一度あいさつをするも同じく返事なし。申し送りでも、何の反応もしてもらえないので「送る内容でなにか足りていないことはありますか？」と聞くと**「わたし、新人嫌いなのよね」**とひとこと。『魔女の宅急便』でいう「わたし、このパイ嫌いなのよね」と似ている言い方でしたが、まったく笑えませんでした。

新人が嫌いと正面から言われてしまうと、どうしようもなく、どのように対応するのが正解なのかもわからず悩んでしまいました。ほかの先輩に相談しても「新人嫌いらしいのよね」の一点張り。そこで、自分なりに**話題を振られても困らないように、新人嫌い先輩が好きなもの・得意なことを調べました**。すると、新人嫌い先輩が得意とするのは人工呼吸器で、プライベートではサッカーが好きという情報を得られたので、その2つを調べて勉強することに。

人工呼吸器に関しては、率先して呼吸器の患者さんを受け持ち、わからないことはその場で解決するようにしました。ほかにも、院外研修に参加するなどして学びを深めていきました。その行動を見てくれていたのか、新人嫌い先輩が関心を示してくれて「人工呼吸器に興味あるの？」とすこしずつ話しかけてくれるようになったのです。

それからは、新人嫌い先輩とプライベートの話までするようになり、ほかの先輩からは「あの人が新人さんと話しているのは今まで見たことがないよ。努力してきたからだね」と言われるまでに。そのときはとてもうれしかったです。せっかく社会人になったのに、職場でコミュニケーションがとれない人がいるのは嫌だったので、このように行動したのだと思います。おかげさまで、今では人工呼吸器が好きになりました。**新人嫌い先輩は、意外と愛情深い人が多いので、一度懐に入ればものすごく愛情を注いでもらえる**かもしれません。

ドクターコメント

自分にもかつて新人時代があったことを棚に上げて、新人につらく当たる人を見るとたいへん腹立たしい気持ちになりますね。ただ、このような人物の背景としては、新人に付かれると足手まといだという自己中心的な人のほかに、新人にどう教えればよいかわからない、という自己評価の低い人も含まれます。後者の場合は、新人が教えてもらったことに対する感謝の念を表明することで先輩の自己評価も高まり、おたがいの成長につながります。

file.5

情緒不安定でとつぜんキレる（不安定先輩）

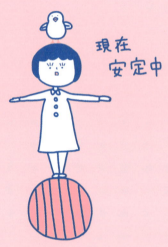

現在
安定中

- せっかち
- 自分の思うように進まなくなると、言動が荒くなりはじめる
- とつぜんスイッチが入ると態度が急変し、仕事を放棄したり物に当たることもある
- キレたときは誰も止められない、誰の言葉も耳に入らない
- 酒癖に難がある人に多い

先輩へのかかわり方

- ☆ スイッチが入ったときは、投げた物が飛んでくるなどの災害もあるため、一度その場を離れる
- ☆ 対応は上の先輩に任せてよい
- ☆ ときどき訪れる発作だと思うよう心がける
- ☆ もはや患者さんだと思って接する
- ☆ 落ち着きを取り戻したら、いつもどおりに接する

安定先輩は、**仕事がどんどん舞い込んできてそれを自分で抱え込み、周りに頼ることができずにとつぜんキレてスイッチがONになる人**でした。また、医師や患者さんと話していて理不尽に対応されたりするとスイッチがONになることもありました。

あるとき、不安定先輩がまわりにいるスタッフに対して強い口調になりはじめたと思うと、それでも怒りが収まらなかったのか、その場にある紙カルテやペンを投げはじめました。それが周囲のスタッフに当たったりする被害も生じたのです。

私は声をかけましたが暴走は止まることなく、上の先輩が強制的に休憩室に連れていって話を聞くと、やっと落ち着きました。このような場合、**後輩たちが暴走を止める必要はない**と思います。被害を受けないようその場から立ち去り、**制止ができそうな先輩へ即座に報告することが大切**です。自分の身は自分で守っていきましょう。

落ち着きを取り戻すと、起こした行動に対して反省する人が多いです。そのため不安定先輩が仕事に戻ったときは、変な目で見たりせずに、いつもどおりに接してあげましょう。

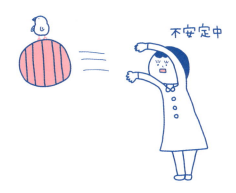

誰だって自分のキャパシティーを超えたできごとには心を大きく揺さぶられます。ただこのケースのようなキャラは相対的にキャパシティーが小さく、かつそのような状況のときに攻撃性が外部に向かってしまう人、ということになります。このような人のフォローは、その上司か先輩が行わなければなりません。新人は距離を置く必要があります。

file.6 お天気のようにコロコロ変わる気分屋さん（コロコロ先輩）

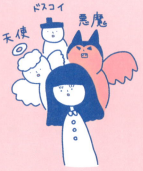

- 機嫌の良いときと悪いときの差が激しい
- 不安定先輩のようにとつぜんキレて暴れたりはしない
- 機嫌が良いときは口調が優しく、積極的に話しかけてくる
- 機嫌が悪いときは口調がきつく、まったく話しかけてこない
- 機嫌が悪いときは周りのすべてのことに必要以上のダメ出しや指摘をする
- 機嫌が悪いときは話しかけても無感情な返事をしたり、「で?」「だから?」と言う
- 機嫌が悪く冷たい対応をしたときは、意外と自分も自己嫌悪に陥っている
- プライベートが充実すると機嫌がフラットになる

先輩へのかかわり方
- ☆ 出勤時に表情や言動、相手への接し方を見て、今日の機嫌はどんな感じか判断する
- ☆ 相手からアクションがあるまで待機
- ☆ 機嫌が良いときは普通に接してOK
- ☆ 機嫌が悪いときは火に油を注ぐことはやめ、そっとしておく
- ☆ 機嫌が悪いときでも必要最低限のことは報・連・相する。しないと怒りポイントになる。
- ☆ もし機嫌が悪いときに話しかける場合は、その先輩より上の先輩に相談して間に入ってもらう
- ☆ 時間帯によって起伏の変動がある人には、機嫌の良い時間帯にまとめて話しかける
- ☆ だいたいの傾向をつかんでおき、今日は悪い日だとわかるようになると防御できる

感情の起伏が激しい人って学生のころからいますよね。プライベートがそのまま仕事にも反映されてしまうタイプに多いです。**プライベートがうまくいっているときは機嫌が良いですが、逆にプライベートがうまくいっていないときは、当たりが激しく**なります。私が知る限りでは、とくに恋愛関連で差が出やすいのかなと思います。失恋などの事情をそのまま職場に持ち込んでしまうタイプです。

私の職場にいた人は、機嫌が良いときは、みずから話しかけてきて対応も優しく仕事もやりやすかったです。一方で、機嫌が悪いときは、話しかけると「で？」「だから？」と返答する人でした。

機嫌が悪いときでも報・連・相しなければならない場面はありますが、必要最低限のかかわり方をしておけば良いかと思います。間違っても、「今日どうしたんですか？」「機嫌が悪いんですか？」と聞くなど、火に油を注ぐ行為はやめておきましょう。

どうしてもコミュニケーションが取れなくて困ったときは、コロコロ先輩より上の先輩を頼りましょう。いくら機嫌が悪くても、上の先輩にはひどい対応を取らないと思うので、力を借りることも大切です。

また、不思議なことですが、コロコロ先輩は、彼氏ができたり、結婚したりすると前より落ち着く人が多い気がします。なので、このような先輩には「良い人が現れてほしい！」と切実に願ってしまいます。逆に、彼氏と別れたりしたらどうなってしまうのか……。考えるとおそろしいです。

余談ですが、男性から言わせると、コロコロ先輩のほうが「女性らしくて魅力を感じる」人も多いようです。コロコロ先輩と一緒に働く私たちからすると、「まわりに迷惑をかけないように頑張っている女性を敵に回すのですか！」と、女性を代表して言いたくなっちゃいます。もう言っていますが（苦笑）。

ドクターコメント

感情の起伏が激しい人は、もともとのキャラクターの場合もありますが、機嫌が良く多弁な状態が数週間〜数カ月続き、機嫌の悪いときはほとんど一言もしゃべらず落ち込んでいるような期間が数週間〜数カ月続くようであれば、双極性障害という病気も考えます。このような病気の場合は、通常周りの環境に左右されて機嫌が悪いのがすぐに治ったりはしません（たとえば双極性障害でうつ病相の人が大金を拾っても機嫌や落ち込みは治りません）。

file.7 じつはマウンティング女子?（マウント先輩）

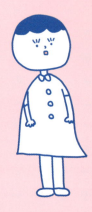
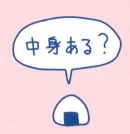

- 対抗意識をもって接してくる
- 腹黒い
- 自分はできると思っている
- 管理職に気に入られていると思い込んでいる
- 権力者には寄り添っている感を出す
- 年配者に敬意を払わない
- とりあえず比較する
- わざと下手に出る
- 自分のなかでランキングがある

先輩へのかかわり方
- ☆ ひたすら傾聴する
- ☆ 積極性と勇気をもって話の腰を折る
- ☆ 自分のことを話すと比較されてしまうため、秘密にする
- ☆ 適当に褒め、適当に受け流す（対抗しない）

男性にはマウンティングしないですが、**女性に対しては、上下関係を明らかにしたがる体質**です。とにかく、まずは周りをライバル視します。こちらに対して下手に出てきたと思い、会話を進めるや否や、知らないうちにマウンティングの対象とされていることが多いです。

たとえば、以下のようなやりとりです。

ー休憩室にてー

マウント先輩
「彼氏と最近どうなの？最近デート行った？」

Aさん
「あいかわらずです。〇〇で一緒にご飯食べたりしています」

マウント先輩
「えっ、居酒屋デート多くない？私はフレンチが多くて、たまには普通の居酒屋に行きたいな。普段着で行けるでしょ？」

このように、なにげない会話のなかでも、しっかりと自分のほうが上だということを示してきます。このようなときは、ひたすらうなずき話が終わるまで待つのが一番かもしれません。**自分のことを話すとなんでも比較対象にされてしまうので、適当に話は受け流し、自分のことは秘密にするのが得策**かと思います。

マウント先輩にすこし効果があった方法は、今話していることを別の話題に変えることでした。「あれ、私マウンティングされているのかも、なにか嫌だな……」と思ったら、なんら関係のないテレビドラマの話などに変えてしまうのもいいでしょう。**マウント先輩にとってマウンティングできない話題にしていくのがコツ**かもしれません。マウント先輩と話すときは「心が満たされていないのかな」と思って接すると、自分の気持ちが楽になるかと思います。

ドクターコメント

このような人々の背景にあるのは、自己評価の低さになります。そして、その裏返しとして自己愛や虚栄心が肥大化するのです。もし、このような人に対抗心を燃やしてしまったら、「自分も同じような心理状態なのだな」と、逆に自分を理解することができます。男女にかかわらずブランド好きの人によく見られます。

21

file.8
ミ◯ネ屋！うわさ好きな情報通！？
（ミ◯ネ先輩）

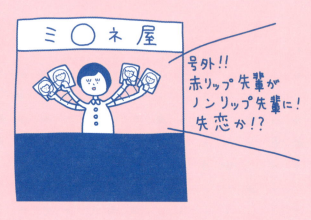

- おしゃべりさん
- 元気がいい、明るい
- つねに話題の中心にいたい、目立ちたがり屋
- 耳がいい
- さみしがり屋
- 「外科部長と内科師長が不倫している」「あの人は人間関係に疲れて、部署異動するみたいだよ」などのうわさを広める
- 「最近どう？」が口癖で、プライベート情報を聞き出そうとする

先輩へのかかわり方
- ★ 「よく知っていますね！」など、会話を盛り上げてしまう相づちは入れない
- ★ すべての情報を聞いていると疲れるため、自分が得する情報だけ聞き入れる
- ★ 自分が秘密にしたいことは絶対に話さない
- ★ しつこく話を追及されて嫌なときは、用事があると言ってさりげなく席を外す
- ★ 逆に広まってほしいことを伝えて広めてもらう！

つねに話題の中心にいたいミ◯ネ先輩は、みんなが集まっている場だから燃えるのかわかりませんが、とつぜん**うわさ話披露会**を始めます。この間なんかは、日勤と夜勤の申し送りの時間前に「ねえ知ってた？外科部長と内科師長が不倫してるんだって！高級なお店で食事しているのを隣の病棟の人が見かけたんだって！」なんて話を始めていました。恋バナやうわさ話は好きな人が多いので盛り上がっていましたが、その光景を見て、私は絶対に**ミ◯ネ先輩にはプライベートなことは話さない**ようにしようと誓いました。

しかし、悪いことばかりではありません。逆に、ミ◯ネ先輩の性質をうまく使ってみるという手もあります。一度、自分に関する間違ったうわさ話が流れたことがありました。そんなとき、ミ◯ネ先輩にさりげなく「実際は○○なんです……」と真相を打ち明けました。そうすると、いつのまにかその話を広めてくれて、気づいたらうわさ話がなくなっていったことが。今までの情報が高確率で真実だったこともあり、まわりの人も「ミ◯ネ先輩が言うのなら…」と信じてくれるのです。とらえ方によっては、ありがたい存在かもしれません。

まあ、「人のうわさも七十五日」、そんなうわさ話に左右されることなく自分のペースでやっていきたいところですけどね。

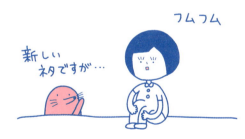

医療関係にかかわらず、どの職場でも恋愛や不倫に関するうわさ話は好まれます。人間はそのような話に無意識に性的な興奮を覚えるためです。うわさ好きの人は、それ以外のことでも他人のプライベート情報を得ることに興奮を覚えている可能性はあります。のらりくらりとかわして、自分のプライバシーを可能な限り伝えないという自己防衛が必要です。ただ、それほどうわさ好きでない多くの人々も、思いもよらない他人の情報が得られたときは少なからず快感を覚えるので、結局は五十歩百歩かもしれません。

file.9 あなたのことを細かくチェック（姑先輩）

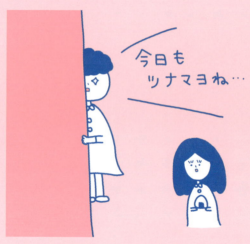

- 観察力が優れている
- つねに眼を光らせている
- 何をするにも後ろをついてチェックしてくる
- ついてこないときは時間差でチェックしている
- あら探しして、みんなの前で指摘する
- 細かいことに文句をつける
- 自分が指導したことを周りから非難されるのを嫌がる
- 自己流のやり方を強制してくる

先輩へのかかわり方
- ☆ 眼を光らせていて存在が気になるけれど、自分のペースで進める
- ☆ 正論だけ聞き入れる
- ☆ 意見がズレてると思っても指摘しない
- ☆ その人の良いやり方を見習う、教えてもらう姿勢を出す

新人のころ、処置を行うときや患者さんと会話するときなど、**すべての行動に後ろからついてくる**姑先輩がいました。はじめは「指導の意味を込めて、新人だからミスをしないように見てくれているのかな」、なんて思っていました。数カ月たつと、後ろにはついてはこなくなりましたが、時間差で私のやったことすべてのルートを回り、チェックしていました。そして、気に入らない部分があると、あえて皆がいる場所で指導してくるのです。

ほかの先輩に相談すると、「あの人は細かい人だからね。指導するのが好きだから逆にいろいろと習ったほうがうまくいくかも」とアドバイスしてくれました。それ以降は、**教えてください精神で、積極的に姑先輩に習う**と、「これはこうしたほうが患者さんの負担にならないからね」と親切に教えてくれて、うまくかかわっていけるようになったことを覚えています。その後は、皆の前で指導を受けることもなくなりました。もし、姑先輩の意見がズレていたとしても、指摘するのは控えたほうが良いでしょう。指摘してしまうと姑パワーが増して、よりチェックが厳しくなるだけ。大人な対応で"聞いてあげる姿勢"も大事になります。

今日は梅でした
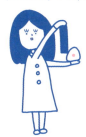
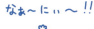
なぁ〜にぃ〜!!
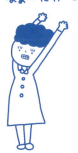

ドクターコメント

他者への支配欲が強い人や強迫的な人は、細かいところまで自分の思ったとおりにやってくれないと我慢がなりません。ただ、指導者としてそのような人に当たった場合は、看護手順など新人が細かい部分まで確実に覚える必要があるときに、存分に能力を発揮してくれるでしょう。

file. **10**

つねに座っていたい病棟の裏ドン（裏ドン先輩）

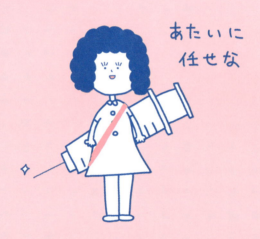

あたいに任せな

- 始業前ギリギリに出勤
- ほとんどの時間はナースステーションにいて、誰かしらと話している
- 昼休憩はいちばん先に入り、いちばん最後に戻ってくる
- "肝っ玉かあちゃん"の言葉が似合う
- 「どこ行くの？ついでに○○やってきて」が口癖、業務依頼が多い
- 人情深い
- 怒っている人や不穏の患者さんの対応を任せたら1番
- 問題が起こったときなどには素早く対応してくれて頼りになる

先輩へのかかわり方
★ 仕事はたくさん振ってくるけど、愛情があってのことだと思うようにする
★ 依頼された仕事を断るときは、しっかりと理由を説明する
★ 患者さん対応で困っていることがあれば相談しておく
★ 持ちつ持たれつの関係であると割り切る

人のころ、師長や主任ではないのにもかかわらず、1人だけ**異常にオーラがある先輩**がいて、すぐにこの人が裏ドン先輩であることを察しました。

裏ドン先輩は、基本的に仕事では動きたくないスタンスなので、私が席を立ったときに「どこに行くの？ついでにこれもお願い」などと、**"ついで"にお願いされる**ことが多く、はじめは嫌だなぁと思っていたりしていました。

しかし、飲み会で「あなたはがんばっているよ、ご両親も喜んでくれていると思うよ」などの温かい言葉をかけてくれるなど、人情深いところもありました。また、**患者さん対応（暴力行為や不穏時対応など）で困っているときは即座に助けてくれる一面もあり**ました。貫禄があるので、患者さんもちゃんと指示に従ってくれるのです。これぞまさに"肝っ玉かあちゃん"のなせる技！

ちなみに、こちらの仕事が手一杯で、裏ドン先輩から振られる"ついでの業務"をこなすことができないときは、そのことをしっかりと説明すれば、問題なく理解してくれる人でした。裏ドン先輩には、自分の手が空いているときに頼まれたことを引き受けていれば、自分が困ったときには対応してくれるので、結局、持ちつ持たれつの関係なのかなと思うことにしましょう。

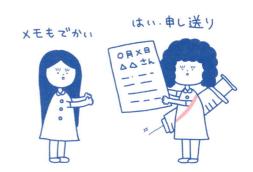

このベテラン軍曹のような人が病棟で生き残れるのは、手技やケア・患者さん対応に一定のスキルを持ち評価されていることが多いからです。このタイプの人が管理職にならない場合は、省エネ勤務で定年退職まで過ごしますが、いざというときに頼りになる存在です。

file.11
世話好きと思わせての派閥勧誘さん（派閥先輩）

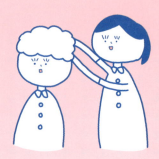

かゆいところありませんか？
私の仲間になればトリートメントもするよ。

- 新しく入ってきたナースには優しく接する
- 「LINEやってる？」と連絡先を交換したがる
- 1人行動を嫌う
- 「ご飯行きましょう」が口癖
- 病院や病棟の歴史を語る
- 物事を1～10まで教えてくる
- 自分側（派閥）につけたがる

先輩へのかかわり方
- ☆ 連絡先は必要最低限のみ教える
- ☆ SNSはやっていても言わないほうが良い
- ☆ 自分が休みの日の予定を答えられるようにしておく
- ☆ 派閥勧誘の可能性をつねに意識しておく

新しい部署に異動したときに、派閥先輩から「LINE教えてよ、新しく入ってきた人たちと予定を合わせて食事しようね」と初日に言われたことがあります。もちろん圧力に逆らえずLINEを交換し、私の情報はスルスルと秒殺で抜き取られていきました。

食事会のときも、新しいスタッフに対して、長々と病棟の歴史や武勇伝を1〜10まで細かく話し、「何か困ったことがあれば私に相談してね」と話していました。この食事会のことをほかのスタッフに話すと「昔から新しいスタッフが入れば自分側につけることを目的とした食事会を開いているのよ。そこで派閥勧誘された人もいるって聞いたことがあるわよ」と教えてくれました。

1回目の食事以降も「次の休みは何しているの？ご飯行こうよ」と派閥先輩から誘われることが多く、休日の予定をすぐに答えられないと「12時にいつものお店集合ね」と決められてしまう勢いでした。一緒に食事会に誘われていたメンバーの2/3が勧誘を受けたらしく、断れる雰囲気もなく派閥に入ってしまったと聞きました。中立的立場でいたい私は、休日には予定をたくさん入れている忙しい人のキャラを演じて、食事会には参加しないで乗り越えました。

　派閥先輩は、自分の意見が言えなそうなタイプと休日を暇にしているタイプを狙ってくる傾向があります。いちばんすぐにできる対策として、**休日の予定はすぐに答えられるようにしておいたほうが無難**かもしれません。

ドクターコメント

派閥やグループに属する人物にはいろんなタイプがいて、そのなかでのポジションもさまざまです。集団を形成する目的の一つは病棟内での仕事をやりやすくするため、すなわち意識的にしろ無意識にしろ同調圧力で病棟運営を自分たちに都合よく行うことです。ただ、派閥やグループは必ずしも悪とは限らず、それでうまくいくのであればそれはそれで良しともいえます。新人でも多少他人に対して依存の強い人、自己評価の低い人などは派閥やグループに所属したほうが気分は安定するかもしれません。

file.12 世渡り上手さん！
（ヨイショ先輩）

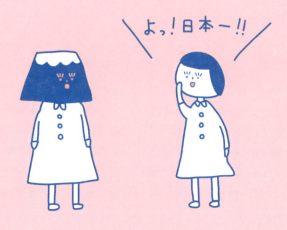

- 甘え上手の褒め上手
- 太鼓持ち
- 権力者の見極め力がある
- 面倒ごとを察知する能力が高い
- コミュニケーションが得意
- 盛り上げ上手
- 年上に好かれ、年下によく思われない
- 身を引く術を知っている

先輩へのかかわり方
- ☆ 断ってばかりで"ズルい"と思わないで、ちゃっかり乗っかってしまう（便乗商法）
- ☆ 上司から好かれているので、伝えたいことを代わりに言ってもらう

とにかく観察力が優れています。ある先輩スタッフがほんのすこしだけ前髪を切ったときも、「あれ？前髪切りました？美人さ〜ん♡」と**誰も気がつかないことにすぐ気づくなど、相手を気持ち良くさせることが得意**です。年上に好かれ、管理職の上司からも好かれているため、歓迎会幹事を振られたときも「私になんてできないです」と言ってちゃっかり断っていました。結局、たまたまヨイショ先輩の隣にいた若手が引き受けることになってしまい、任された若手は「ズルい！」と訴えていました。

そんなときは、ヨイショ先輩に乗っかって「ヨイショ先輩にもできないなんて、私なんかができないですよー」なんて答えるのもありかもしれません。

また、ヨイショ先輩をうまく使うのも1つの手です。たとえば、師長さんが忙しくしていて明らかに機嫌が悪いときに限って、病棟の固定電話に「地域連携室の〇〇です。そちらの師長さんのPHSにつながらないのですが、病棟にいますか？」なんて電話がかかってきます。機嫌が悪い師長さんに話しかけるのは、できれば避けたいですよね。そんなときは、師長さんに好かれているヨイショ先輩に代わりに言ってもらいましょう。いくら機嫌が悪くても、ヨイショ先輩なら当たられることはないので、任せるのがイチバン！

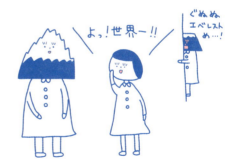

ドクターコメント

世渡りのうまい人は、他人がどう考えているかを敏感に感じ取る能力に長けており、かつ相手に取り入ることも得意です。ひとことでいえば人心掌握に秀でた人物です。この能力をすべての人に使うと人格者になり、一部の上司や先輩だけに使うと嫌われ者になります。このような人物に操られないためには、一歩引いて自分の感情や思っていることを本人に表明しないことです。

file.13 こだわりが強いルーティンさん（ルーティン先輩）

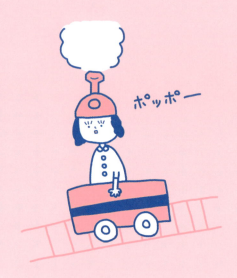

- ☒ MYルーティンがある
- ☒ ルーティン途中で話しかけられると機嫌が悪くなる
- ☒ 頑固で融通が利かない
- ☒ こだわりが強い
- ☒ パターン化しているものに安心感を持つ
- ☒ 規則的に反復するのを得意とする
- ☒ イレギュラーな対応を不得意とする

先輩へのかかわり方
- ☆ 1日のルーティンの特徴を知る
- ☆ 一定のルーティンがひと段落したときに話しかける
- ☆ こだわりの強い点、強くない点を把握する
- ☆ こだわる点を理解し、それに反さないように行動する

毎

朝、同じ時間帯にコンビニで買ったコーヒー片手に出勤し、自分の机を整理整頓、書類確認、本日のスケジュール確認、情報収集といった順番で、**自分の一連のルーティン**をこなします。はたから見ると「多くの人がやっている日課のようなことでは？」と思ってしまうかもしれませんが、ルーティン先輩はそれを大事にしていることが多いため、**邪魔をされると大きなストレスとなり、機嫌が悪く**なったりします。

以前、ルーティンに強いこだわりがあると知らないときに途中で話しかけたことがあり「え、何？」とものすごい目つきでにらまれ、話すら聞いてもらえないことがありました。しかし、ひと段落したあとに話しかけると、先ほどの対応が嘘だったかのように普通に話せるのです。

このように、**ルーティン先輩の場合は、その特徴を知り、話しかけていいタイミングを把握することが大事**になってきます。また、「机の上が汚いので整理整頓してくださいね」など、その人が"よく言うワード"があったりします。そのワードこそ、こだわりポイントの最大のヒントです。この場合であれば、いかに机の上の「整理整頓」に気を遣えるかが、人間関係構築のカギとなります。

このように、**ルーティン先輩の"こだわりポイント"をいち早く見つけて、それに反さないよう行動することこそが、ルーティン先輩に歩み寄りやすくなるポイントの一つ**といえます。

ドクターコメント

病的水準までは言えなくても、強迫（一定の考えや、行動に対してとらわれること）的な人は皆さんのまわりにも存在します。そのような人は、自分の行動が思ったとおりにならない場合はもちろん、他人が自分の思ったとおりに行動しない場合にも強いストレスを感じます。このようなときに攻撃性が内側に向くとうつ状態になり、外側に向くと立ちの表明になります（両方が同時の場合もあります）。このような人との付き合いでは、可能な限り本人のペースを崩さないほうがうまくいくでしょう。

file.14 教育係と見せかけて若手をコントロール（コントロール先輩）

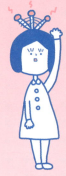
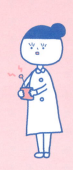

先輩、頭に変なのつけないで下さい
何なんですかこれ、めっちゃ動く

- 自分が新人のころにきつい指導をされた人に多い
- 自分の指導は100%正しいと思っている
- 自分より下の後輩に重症部屋を担当させ、自分はいつも軽症部屋を受け持つ
- 「下の子たちやってみたら？」「自分から進んで勉強していかないと成長できないよ？」が口癖
- 先輩にはいい顔、後輩には怖い顔

先輩へのかかわり方

- ☆ 正論を言っても効果がないので、相手の言葉を適度に受け流す
- ☆ 明らかに自分の許容範囲を超える業務量をお願いされたら一度相談する。変更してもらえなければ、その人より上の先輩に状況報告し仲介してもらう

つもいつも出勤のたびに重症部屋を担当していませんか？

若手の成長を願う気持ちがあきらかになく、ただたんに自分がラクしたいために、若手を重症部屋の担当にさせる先輩がいます。重症部屋を担当していて、さらに担当部屋に緊急入院が来るとなったら、新人さんは慌ててしまうと思います。それなのにコントロール先輩は手伝ってくれなかったりするときも。

私も新人ナースのころ「コントロール先輩、この業務量は無理かもしれません。調整してもらえませんか」と相談したことがありましたが、「無理って決めつけるんだ。成長しないよ」と答えるだけで、調整してくれませんでした。**一度相談しても対応策を考えてくれない場合は、上司に報告して改善していく必要があります。信頼できる先輩に相談**しましょう。

コントロール先輩は、自分より上の先輩にはいい顔をします。上の先輩に「新人さんがキャパオーバーしているみたいだよ。フォローしてあげて」と言われると、「もちろんです」と答えて、今までの言動が嘘だったかのように素早くフォローにまわるようなタイプなのです。

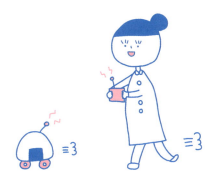

重症患者を回避する先輩看護師のなかには、「大変だから」との理由のほかに「重症患者ケアに自信がない」という場合があります。新人のころにある程度の重症患者を経験しておかないと、年数を経るごとにやすやすと人に質問できないという問題が生じてしまいます。皆さんも新人のときには、無理のない範囲で積極的に重症例を経験しましょう。ただ先輩がわかっていないと新人も困りますが……。

35

file.15 自分にシュガー、他人にスパイス（甘辛先輩）

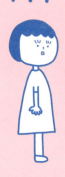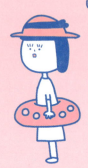

いつまでも夏休み気分でいるんじゃない！

- 周りが引き締まるような存在感
- 他人のミスには口うるさく指摘
- 自分のミスには「人間だからミスはあるよね」と寛容
- 承認欲求が強い
- 劣等感が強い
- 思い込みが激しく決めつけ体質
- 気づいたら周りに恐れられ孤立している
- 他人の気持ちや状況を想像するのが苦手

先輩へのかかわり方

- ☆ 指摘されたときに嫌な顔はせず返事する
- ☆ 相手の顔色をうかがうようなことはしなくてよい
- ☆ 客観的に相手を見る
- ☆ 相手の言葉を必要以上に真正面から受け止めない
- ☆ 適度に距離感をとる
- ☆ フォローしてくれたと知ったときは必ずお礼をする
- ☆ ときに花を持たせてあげるように接する

ナースステーションにスタッフが集まっているときに「指示漏れしているよ、ちゃんと確認して」「医師には何で確認していないの」と大声で指摘されたことがありました。

指摘されないと気づけないこともあるので、指摘自体はありがたいのですが、指摘する場所をすこし考えてもらいたいなと思っていました。**実際に、指摘されたときに嫌な顔や反論をすると余計にヒートアップしてしまうため、適度に事実だけ受け止める必要があり**ます。たとえば「ご指摘ありがとうございます。教えてもらえて助かりました」などと、相手を肯定する発言をしてから「私はこう思ったんですけれど」と伝えれば、相手も聞いてくれることが増えます。

また、指摘後に甘辛先輩の視野範囲にいると、続々と細かいところまで注意されることもあるので、適度に距離をとることも必要です。

一度だけ、甘辛先輩にも同じようなミスがあり伝えたことがありました。「人間だからミスくらいするよね」と笑いながら言っていました。こういった対応を繰り返していると、当然反感をかってしまいます。私も「自分はこんな人にはならないでいたい」と強く思いました。

甘辛先輩とうまくかかわる方法としては、**すでに自分が知っていることでも相手が教えてくれた内容は知らないふりをして、相手に花を持たせてあげるとスムーズにコミュニケーション**を取ることができます。もっとも、極端にいつもやってしまうと、「本当に何も知らないわね」と怒りポイントになってしまうので、注意が必要です。また、自分がミスしていた仕事をフォローしてくれたときは全力で「おかげさまで助かりました。いつもありがとうございます」とお礼を伝えるようにしましょう。**ポイントとしては、病棟で見かけたら駆け寄ってお礼を言うくらいの気持ちがいい**かもしれません。

ドクターコメント

悪気はなくても、自分にルーズで他人への思いやりに欠ける人はいます。この理由の一つとして、自分の考えや行動をより次元の高いところから客観的に観察する能力(メタ認知と言います)が十分でないことが挙げられます。簡単に説明すると、自分の考えや行動は通常なんの違和感もなく思い浮かんだり実行したりしますが、それに対してさらに客観的に「その考えは正しいか」「自分の今の感情はどうか」「相手はどう考えるか」「なにか自分に問題があるか」など評価していくような能力です。新人の皆さんは自分のこの能力をつねに意識しながら患者さんへのケアや対応を行いましょう。

file.16

プライドが高く、自分より弱い人を見下す傲慢さん（ゴーマン先輩）

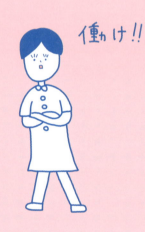

- プライドが高い
- 劣等感を持っている
- 人の良いところは見ない
- 自分より下に思った人（後輩や中途採用者）には当たりが強い
- 自分より上に思った人には礼儀正しい、持ち上げる
- 自分より年上の人でも、自分よりあとから入職した人には基本敬語を使わない

先輩へのかかわり方

- ✿ 下に思われている期間は何をしても当たりが強いため、反論はしないようにする
- ✿ すべて真に受けてしまうとストレスが溜まってしまうため、聞き流す
- ✿ 気にせず自分の仕事を進める

私が中途で入職した病棟は、年齢関係なく先に入職した順の年功序列システムがありました。自分より年齢も経験年数も若い人に見下され、当たりが強い対応をされたことがあります。

　たとえば、ゴーマン先輩が忙しそうにしていたので「血糖測定代わりましょうか？」と声をかけると「別に。ほかのことやって」と沢○エリカ風に言われて驚いたことがあります。周りにその人のことを聞くと同期と比べられ劣等感が強く、なおかつプライドが高いタイプだそう。しかし、こんな態度をとられ続けるのも嫌だなと感じ、私と同じような境遇のスタッフに相談しました。スタッフは「真に受けるとストレスが溜まるので、聞き流すようにしていますよ。でも、ちゃんと聞いているような表情を心がけています」とのこと。

　同じような境遇の人と悩みを共感することで、自分のなかのモヤモヤした気持ちがすこし晴れてきたのがわかりました。

　このようなタイプに見下されたときは、**すこし距離を置きつつ、話はある程度聞き流して気にせず自分の仕事を進める**ようにしましょう。

プライドが高い人は、先にも述べたような自己愛の強い人が多いです。これは劣等感の裏返しに由来するので、周囲の人たちは基本的にその劣等感をあらわにしてしまう行為を慎まないといけません。年上であることだけがよりどころであったり、有名大学を卒業していることだけがよりどころであったり、その人その人のポイントがあるので、それを大事にしてあげることがミソになります。

file.17
まわりをかき乱す、パニックさん（テンパリ先輩）

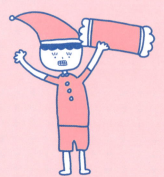

わー！パジャマのまま仕事来ちゃった!!
皆もパジャマで仕事しよう!!

- 視野が狭い
- 仕事が2つ重なるとカリカリしてくる
- そんなに仕事量は多くないのに周りにヘルプを求める
- 困ったことがあると、周りのメンバーに助けを求め、解決するまで巻き込む
- 自分の手が空いたときは、ひたすら自分の話したいことについて話す
- お得意の「さしすせそ」※で仕事を振ってくる

先輩へのかかわり方
- ☆ 相手がどんな状況になっているのかを把握する
- ☆ 自分の手が空いているときは声をかけ、フォローに入る
- ☆ 相手はパニックになっているため、冷静に対応する
- ☆ 仕事を依頼されたときでも、自分の仕事があるときはそちらを優先してよい
- ☆ テンパリ先輩に仕事を振られ、周りのスタッフがかき乱されていることを上司に相談する

ンパリ先輩の受け持ち部屋に緊急入院がありました。

テンパリ先輩は、**「緊急入院」のワードだけでパニック**になり、どうしたらいいかわからなくなっていました。そして、入院患者さんが病棟に上がってきたとたんに、「持参薬多すぎ」「オペまで時間がない」とつねに口に出し、カリカリしはじめたのです。

仕事を振られたチームメンバーもフォローに入ったりしましたが、「全員で手伝ってよ」と言わんばかりの態度でした。刻々とオペの時間が近づき、もう間に合わないと思ったのかステーション内で「誰か助けてくださーい！」とさけんだときは、後輩たちもあぜんとしていました。私は「冷静に一つずつ進めていきましょう」と伝えて、対応していきました。

それでもパニックになっている様子だったので、**自分ひとりではその先輩の仕事内容やメンタルをフォローしきれないと判断して、このような状態に陥っていることを管理職の上司に報告**して、対応してもらうことに。管理職と一緒に仕事をすることになったテンパリ先輩は、取り乱すことなく仕事を進めていました。

テンパリ先輩は、パニックに陥りやすい反面、周りに「さしすせそ」※を用いて仕事を振ることが得意でもありました。気づいたらテンパリ先輩は何もやることがなくなっていたことも多々ありました。そんなことにならないように、手伝いすぎにも注意していかないとですね。

※ さ「さすが」
　し「知らなかった」
　す「すごい」
　せ「センスいいね」
　そ「そうなんだ」

先にもキャパシティーの小さい人の話が出てきましたが、今回はキャパを超えた場合の表現型がパニックになるパターンです。このタイプは、患者の命を預かる医療従事者としてやっていくにはかなり厳しいのですが、ときどき見られます。新人も経験が少ないぶんパニックになる場面が多々あると思いますが、こちらは経験を積むにつれてほとんどの人はクリアしていきます。患者急変はパニックになりやすい状況ですので、新人は必ずBLS（basic life support）のトレーニングを積んでください。

file.18 昔の看護から抜け出せない
(ワンス・アポン・ア・タイム先輩)

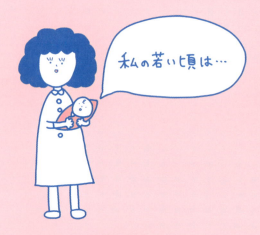

- 中堅以上〜ベテラン
- 「昔はね」「私のときはこうだった」が口癖
- 自分のころの常識や習慣などを、部下に押し付けようとする
- 規則ばかり増えることを不満に思っている
- 昔と今を比べている
- 新しいことが苦手
- 根拠のない指導をしてくる
- 手順の根拠を確認すると「マニュアルには何て書いてあった?」と言う
- 飲みニケーション当たり前

先輩へのかかわり方
- ★ 「だから何?」とは絶対に言ってはいけない
- ★ 根拠がない方法としても、教えてくれているので1つの方法として受け入れる
- ★ 飲みニケーションは、無理に行く必要はない
- ★ 教えてもらったことで不明点があればマニュアルか別の先輩に聞いて確認する

看護の常識や状況は、つねに変化し続けるものです。そのため、時の流れとともに、常識なども変わっていきます。

しかし、むか〜し、むかし……みたいに、自分が新人だったころのことや、当時の教育をいまだに話しているワンス・アポン・ア・タイム先輩もなかにはいます。**否定したりはせずに、「そうだったんですね」と傾聴する態度をとるのが良い**と思います。

ある日、緊急入院やイレギュラーなことが起こり、21時過ぎに日勤が終わったことがありました。その後、「残っている日勤メンバーで飲みに行こう！」となったのですが、正直疲労困憊だったので「明日も日勤なので帰ります」と話すと、「私が新人のときは、先輩に誘われた飲み会は強制参加だったよ。疲れは飲んだら吹っ飛ぶよ、ほら行くよ」と言われて、体育会系のノリで飲みに連行されたことが何度もありました。しかし、やはり翌日に疲れが残り、飲みに行ったことを後悔。

本当に無理なときは参加しなくていいと思います。断るときは、まず誘ってくれたことに対してお礼を伝えましょう。その後に理由を伝え、「また次回はぜひ参加させていただきたいです」と最後は前向きな気持ちで終わらせると、悪い気持ちにはならないと思います。

ほかにも、**指導の場面では"自分のやる姿を見て覚えて方式"**で、理由を聞いても「昔からこのやり方でやっているからいいのよ。マニュアルには何て書いてあった？」ととくに根拠もなく、ただ昔からやっていただけの理由で行っていたりします。しかし、ここでやってはならないのが「教え方下手くそ」といった態度を前面に出してしまうことです。時間をつくって教えてくれているので、1つの方法として学ぶ姿勢は見せましょう。

昔の看護話は、ためになる話もありますが、見て覚えて方式の指導はなかなか今の時代には合わない指導方法なので、疑問に思ったことはマニュアルを見て確認するか、もしくは別の先輩に聞いて確認するのが良いでしょう。

ドクターコメント

エビデンス至上主義と正反対の経験至上主義に近いタイプと言えます。ベテランに多く、必ずためになるスキルも持っているので、そこは積極的に盗むと良いでしょう。ただ看護スキルやエビデンスも数年で変わったりしますので、一度覚えて安泰と考えていると、新人でもいずれは同じような目で後輩から見られることになってしまいます。

43

file.19

トラブルメーカー!?「私、サバサバしているのよ」が口癖（自称サバサバ先輩）

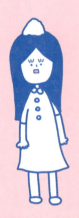

私、サバサバしているのよ。
いや、サバじゃなくて、
ちょっ大根おろしのせるな!
サバじゃないから!!

- 「私、サバサバしているのよ」が口癖
- サバサバ系に憧れている
- 根っこの部分は超女子
- 「私のミスとか見つけたら教えてね」と話すが、いざ伝えると不機嫌になる
- 誰からも好かれたい願望がある
- スタッフの悪口を陰で言っている
- ときどき小規模な噴火を起こしている
- 知り得た情報はすぐにバラしてしまう

先輩へのかかわり方
- ☆ 本来のサバサバ系とは違うと認識して接するようにする
- ☆ 意見するときは、あくまでも否定ではないことを伝える
- ☆ 自分が疲れない程度の距離感で接する

入職して間もないころに、すごく笑顔で近づいてきて「彼氏はいるの？」と初対面で自称サバサバ先輩に聞かれたことがありました。当時お付き合いしている人がいたので「います」とだけ答えると、「何している人？」「イケメン？」などと、ものすごい数の質問をされたことがあります。最後に**「私、サバサバしているタイプって周りから言われるから、何か困ったことがあったら何でも相談してね」**と言っていました。後日、別の先輩たちに私のプライベート情報が漏れていることが発覚。自称サバサバ先輩がほかのスタッフに情報を拡散していることを知ったので、それからはあまり自分のことは話さないようにしていると「ねぇ、最近教えてくれないじゃない。教えてよ」と言ってきましたが、「どうでしょうかね～」とはぐらかしていると、いつの間にか聞かれなくなりました。

ちなみに、自称サバサバ先輩からは「私、結構ミスすることも多いんだよね。もし、見つけたら教えてね」と伝えられていました。私はインシデントにつながるようなミスを見つけたので、その旨伝えると「え、何？私にインシデントレポートでも書けってこと？」と言って急にキャラが変わったように不機嫌になったことがありました。さらに、指摘した私に対する悪口をほかの先輩と話したりしていたのです。**自分の考えや意見を否定されることを極端に嫌うタイプの方とうまく付き合っていくには、自分と同じ意見のときだけ「同感です」と強調しておくのが良い**かもしれません。

ドクターコメント

人にはこういうキャラでありたいという願望があったり、まわりからあるキャラと認識されると実際はそうでないのに無意識に演じてしまうことがあります。ふとしたことで「素」の性格に戻った場合に、周囲を驚かせることになります。皆さんもお酒を飲んで抑制が取れたときに「普段と性格がちがーう」とか言われたことはありませんか。案外みんなキャラをつくっているのです。

45

file.20 「ねぇ、からだ重くない？」怖いな〜怖いな〜（ほん怖先輩）

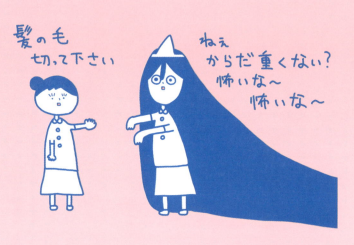

- 目力があり、鋭い
- 目に見えないものと対話している
- 新参者にだけ怖い話をする
- 夜勤が終わるころには、ぐっと疲れている
- 仮眠中、金縛りにあうことが多い
- 特定の場所だけ見ることを避けている
- 急に黙るときがある
- 病棟で気になる存在

先輩へのかかわり方
- ☆ 下手に興味を持たない、面白がらない
- ☆ 怖い話を聞きたくないときは、しっかりと断る
- ☆ 目に見えないものと対話しているときは、触れないのが一番
- ☆ 怖い話を聞きたいときは、覚悟して聞く

夜勤専従で働いていたほん怖先輩。ほかの人とは違う雰囲気があって気になる存在でした。そして、私が夜勤デビューをして1週間後、ついにほん怖先輩と夜勤が一緒に。

私が点滴の更新を終えて、ステーションに戻ると、ほん怖先輩が私のことをチラッと見るなり「ねぇ、からだ重くない？」と小声で言いました。私は、何のことだかさっぱりわからず、「とくに感じませんが……なぜですか？」と聞きなおすと、「言ってもいい？ あなた、黒い服を着た人を連れてきているわよ」と言い出したのです…！

その言葉を聞いた直後に鳥肌が立ち、寒気をおぼえました。とにかく霊（?）を浄化させるために塩をまこう、と必死に休憩室に置いてある塩を探しました。しかし、こんな日に限って塩が見つかりません。まわりを見渡すとテーブルに塩飴があったので、2つ口に含みました。そんなことをやっているうちに、もう1人の先輩が休憩から戻ってきて私の表情を見るなり、「ほん怖先輩から怖いこと言われた？」とすぐに状況を察してくれました。そして、ほん怖先輩に向かって「先輩、毎年新人さんを怖がらせるのはやめてくださいね。まだまだ夜勤は長いんですから」と言ってくれました。

ほん怖先輩と一緒に働いていてわかったことは、**新参者にだけ怖い話をする**ということ。先輩たちに話しても、聞く耳を持ってくれないからです。

その後も、ときどきほん怖先輩から怖い話をされそうになることがありましたが、「ホラー系は苦手なんですみません」と伝えるようにしました。そうすると、ほん怖先輩も鬼ではないのでやめてくれました。興味があるときは話を聞いてもいいですが、残りの夜勤をこなせる覚悟があるときにしましょう。同期は、夜勤中に怖い話を聞いて、残りの夜勤時間のラウンドは怖くて1人で行けない状態になっていました。しかたなく一緒にラウンドをするはめに。夜勤はスタッフが少ないので、周りの人や患者さんに迷惑をかけるのだけはやめましょう。

ドクターコメント

霊感が強い人いますよね。その内訳は、稲〇淳二的に怖い話ネタいっぱい持っている人（これならなんとなく安心ですね）、商売でやっている人（壺を売りつけられます）、"霊感が強い"アピールする人（ほぼ霊感を持っていないと思われます）、本当に霊感が強い人（精神医学の範疇に入る人も多くいます）といったところでしょうか。ちなみに最後の本当に霊感が強い人は人類の歴史上、宗教や文化に影響を与えていることがあり、精神障害が必ずしもネガティブなものとは限らないことを示しています。

わたしの
てへぺろ談 2

インシデント大根

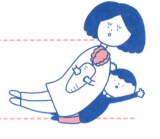

　私が働いていた精神科病棟には、中庭に畑がありました。その畑で職員と患者さんが種まきをして、野菜を育てていました。

　ある日、大根が育ってきたので収穫しようという話になり、みんなで収穫することになりました。野菜を収穫した経験がない私はなかなかうまく大根を引っこ抜くことができず、苦労していました。先輩から「もっと根っこの近くを持って、力強く引っ張ってみな」とアドバイスをもらって、再度チャレンジ！

　思いっきり引っ張ったら、そのままうしろに倒れてしまい、私のうしろにいた患者さんと共倒れ状態に……。私が「すみません。おけがはないですか？」とあわてて声をかけると「大丈夫です。それより無事に抜けてよかったです」と優しいお返事。まさか自分があんなに倒れるとは予測しておらず、患者さんにもけががなくてホッとしました。しかし、これも"インシデント"。インシデントレポートをちゃんと書きました。

　収穫したインシデント大根は、豚バラ大根にして美味しくいただきました。良い思い出です。

ナース・コメディカルのための本当に臨床で使えるビジュアルブックが誕生!!

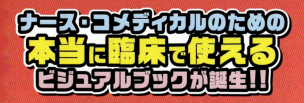

患者がみえる新しい
かん「病気の教科書」テキスト
かんテキ

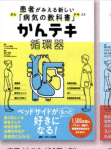

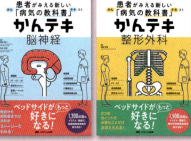

定価(本体3,400円+税)
B5判 456頁
ISBN978-4-8404-6921-0
web 302020400

定価(本体3,400円+税)
B5判 432頁
ISBN978-4-8404-6922-7
web 302060430

定価(本体3,800円+税)
B5判 504頁
ISBN978-4-8404-6923-4
web 302080380

疾患・患者・看護・観察が

現役のナース・医学生・医師と「臨床で本当に使える知識と"実践知のみ"の珠玉のテキスト！一冊で疾患・患者対応

各疾患の最重要ポイントを1ページ目に凝縮！ベッドサイドに行く前にチェックすべき項目もピックアップ！

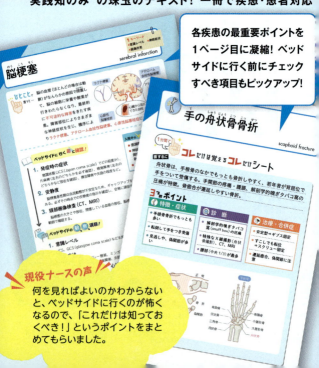

現役ナースの声

何を見ればよいのかわからないと、ベッドサイドに行くのが怖くなるので、「これだけは知っておくべき！」というポイントをまとめてもらいました。

感覚的にわかる、感動の一冊!

「か」を徹底的に議論したからこそ実現した、
みえる・わかる・できる! 自信をもってベッドサイドへ行ける!

図解・イラスト&かみ砕いた解説で、病態やケアの実際が"目で見て"感覚的にわかる!

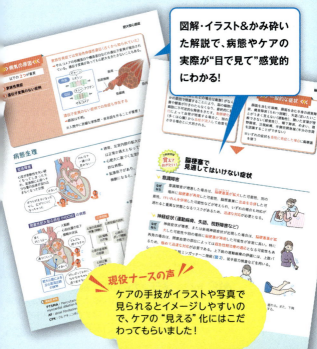

現役ナースの声
ケアの手技がイラストや写真で見られるとイメージしやすいので、ケアの"見える"化にはこだわってもらいました!

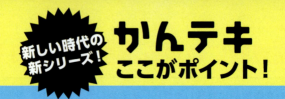

かんテキ ここがポイント！

新しい時代の新シリーズ！

臨床ならではの生きた知識を凝縮！
1冊で疾患・患者対応のすべてがわかる！

難しい医学用語・表現 いっさいなし！
看護学生や患者さんが読んでもわかる！

図解・イラスト1,200点超！
疾患・ケアを徹底的に"見える"化！

かんテキの詳しい情報はコチラ！
今すぐCHECK！

かんテキ 検索

ご注文方法	●全国の看護・医学書取扱書店または小社へ直接ご注文ください。 ●小社へは下記ホームページもしくはお客様センターへのお電話・ファックス・郵便のいずれかの方法でお申し込みいただけます。

すべての医療従事者を応援します

株式会社 メディカ出版　お客様センター
〒532-8588　大阪市淀川区宮原3-4-30　ニッセイ新大阪ビル16F
0120-276-591 または 06-6398-5051　FAX 06-6398-5081
⚠ FAX番号のおかけ間違いにご注意ください

メディカ出版 検索

chapter.2
病棟ドクター タイプ別かかわり方

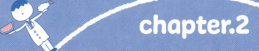

ドクター図鑑

ドクターにもいろいろなタイプの方がいます。
同じ職場で密にかかわるドクターとナースだからこそ、
すこしでもおたがいを理解し合って働きたいものです。
ここでは、これまで私が出会ってきたドクターのなかで、
インパクトのあった方たちを
紹介していきたいと思います。

file.1 俺がナンバー1 俺様ドクター

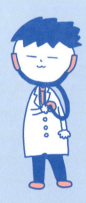

俺の心音(ハート)が No.1....

- 自分が1番主義
- プライドが高い
- 自分の存在を認められたい欲が強い
- 自分の都合を優先
- 回診は先頭を歩く
- スタッフの名前も苗字で「さん」付けなし
- 「ちゃんと報告して」が口癖
- 情報が自分の耳に入ってこないことを極端に嫌う
- コピー用紙の補充やインク交換は自分でやらずにナースを呼ぶ

かかわり方
- ☆ 一歩下がるスタンスで付き合う
- ☆ 基本的には肯定
- ☆ 譲れないことはハッキリ伝える
- ☆ 担当患者さんのことは、小さなことでも報告する
- ☆ 身の回りのことはある程度、フォローする

俺様ドクターは、**自分が知らない情報があることを知ると極端に不機嫌**になります。

あるとき、俺様ドクターの担当患者さんに掻痒感（そうよう）が出現して、クーリング対応で症状が落ち着いたことがありました。私が身体を観察した限り、アレルギーや薬の副作用ではないと思われたため、看護記録にだけ残しておきました。その日の夕方、俺様ドクターから、「掻痒感あり？聞いてない。俺の患者さんに何かあったときは、事後報告でもいいからちゃんと俺に報告して」と言われました。ドクターによっては、**看護記録プラス口頭で報告してほしい人もいる**ので、その人に合わせた対応を求められることもあります。それ以降は、記録に残すだけではなく、どんな小さなことでも口頭で報告すると「わかった、教えてくれてありがとう」という言葉が聞かれ、不機嫌になることはありませんでした。

また、俺様ドクターは、「自分の都合を優先させてほしい」と考えています。

例えば、私が患者さんの持参薬を確認しているときに「今からすぐに抜糸したいから、介助ついて」と言われたり、患者さんのケアに入っているときに「ちょっと薬のことで確認したいことがある」と呼ばれたりしたことがありました。そのときは、俺様ドクターの性格を知っていたので、ドクターの要求を優先させました。明らかに後でもいいことを優先するよう求められたときは、「今の作業が終わったらすぐに声をかけさせてもらいます」と言えば問題ありません。

俺様ドクターとのかかわり方としては、**基本は一歩下がるスタンスで、譲れないところがあった場合だけはしっかりと主張する**、というのが無難かと思います。また、コピー用紙など身の回りのものがなくて困っているときはお手伝いしてあげましょう。放っておくと爆発します。

ドクターコメント

多少自己愛が強い医師でも、まわりに多大な迷惑をかけない限りは大目に見ましょう。なぜなら医師は「医師」を演じないといけない面もあるからです。ある意味そのような権威づけにより、まったく同じことを看護師が患者さんに説明しても納得しないのに、医師が説明すると納得したりする現象が見られるのです。ささいなことでも報告を求める医師は、患者さんのどのような徴候も逃さないという医師の鏡とも見てとれます。ただ度が過ぎると相手の気持ちを無視して自分の考えを押し付けて迷惑をかけるので、そのようなときは機会をうかがって先輩ナースと一緒にお仕置きをしましょう。

file.2 いつも忙しそうなドクター

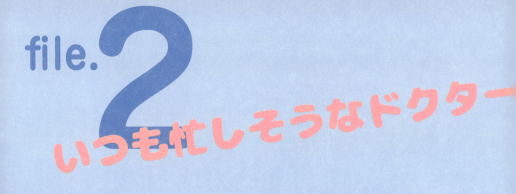

あれもこれも
あれもこれも

千手観音
みたい

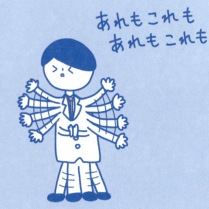

- 食事はゼリー飲料10秒チャージ
- 「要点だけ話して」が口癖
- 貧乏ゆすりや、髪の毛を触る、爪や手を触るなどのイライラ症状が出ている
- 電話の第一声は「なに?」が多い
- ナースステーションで見かけたと思ったら、すぐにまたいなくなっている
- 抱えている仕事が多い
- PHSの鳴る回数が多い
- 休日も上司の接待をしている

かかわり方
- ☆ ねぎらう気持ちを持つ
- ☆ 相手の様子をうかがう、話しかけていいタイミングを見計らう
- ☆ 誰かが話しかけるのを待って、次に乗っかる
- ☆ 質問内容はあらかじめ要点をまとめておく
- ☆ 報告するときは「結論」から言う
- ☆ 雑談は不要

忙しいドクターは、自分自身の業務と上司の雑務をものすごく多く抱えていたりします。「何人の患者さんを受け持っているの？」と目を疑いたくなるようなときもあります。新人のころの私は、そんな多忙なドクターに「○○さんが、午前中から腹痛を訴えていまして……昼食は半分食べましたが、午後になってもまだ腹痛があるみたいです。横になっていれば大丈夫みたいですが、起き上がると痛いと話しています」とダラダラと報告してしまったことがありますが、当然、「要点だけ話して」と言われました。**報告の仕方を【結論→経過→考え】の順で伝える**ように変えたところ、「要点だけ話して」とは言われなくなりました。

また、自分が聞きたい内容が、どれほど緊急性があるのかを自分自身で理解しておく必要があります。緊急性が低いものだと「この忙しいタイミングで聞くかな？」とドクターのストレスになってしまいます。この見極めは、ある程度の経験が必要になると思うので、わからないときは先輩に相談しましょう。

さらに、忙しいドクターは、話しかけるタイミングも難しいと思います。話しかけるすきもなくて、"気づいたらもういなかった……"なんてこともよくあります。私は、話しかけるタイミングとしては、誰かが話しかけた次を狙う、もしくは席を立ち上がるときを見計らっています。

それでもタイミングが難しいと感じたときは、「○○さんの○○の件で相談したいことがあります」など要件を先に伝えています。そうするとドクターも「わかった。この書類を書き終えたら話聞くね」「今、話していいよ」など何かしら反応を示してくれます。忙しい人をねぎらう気持ちを持って接すれば、たいてい相手も読み取ってくれるものです。

ドクターコメント

医師になって数年の若手は医師界隈におけるヒエラルキーの底辺にいるため、かなり忙しく心身ともにボロボロになっている人がいます。そのような彼らは、いやが応でも仕事の効率化を図らないと死んでしまいます。「○○先生に連絡したい人いますかー？」と声をかけて、1回の連絡で複数の看護師からの問い合わせをまとめて行う病棟もあります。医師は決まった休み時間がないことも多いので、忙しくて昼ごはん食べられずに午後は機嫌が悪い人もいます。
連絡のタイミング、難しいですね。

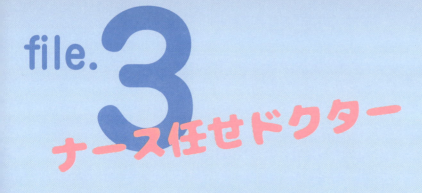

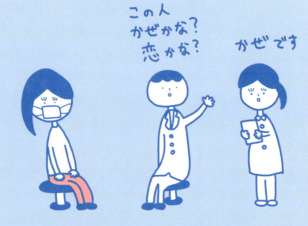

- 優しさと冷たさの2面性がある
- 上の評価ばかり気にしている
- 優柔不断
- 上司をわかりやすくヨイショしている
- 「指示はこれでいいかな?」「この指示どう思う?」とナースに相談することが多い
- 「あなたのおかげで助かった」が口癖
- 出した指示が問題なかったか電話で確認がある
- 問題が起こったとき、ナースにすべて責任転嫁してしまう
- なかなか退院させることができず、どんどん患者さんが溜まってしまう

かかわり方

- ❀ 近づきすぎないよう、ある程度の距離を保つ
- ❀ ナースの資格でできる範囲を確認しておく
- ❀ ナースの資格でできないことは、はっきり伝えドクターにゆだねる
- ❀ 退院調整は積極的にかかわっていく

が緊急入院の担当だったときに、その入院患者さんの主治医から「抗菌薬の点滴は今日3回でいいかな？どう思う？」と聞かれました。私は、救急外来での記録も読まないで「指示を出してもらえたら、先生の指示に従います」と言いました。翌日出勤すると、病棟の部長ドクターと昨日緊急入院の指示を出したドクターがなにやらもめている様子でした。内容は、昨日入院した患者さんの抗菌薬の点滴回数のこと。「救急外来で1回施行しているのに、病棟で3回施行するのは検査結果からしても多い」と言われていました。そんなときに私と目があったドクターは「ナースにも確認しました、ねぇそうだよね？あなたに確認して3回にしたのよね？」と責任転嫁されたことがありました。

私自身も、病棟に上がってくる前の救急外来での記録を確認し忘れたので反省しました。それ以降は、必ず緊急入院時には救急外来の記録に目を通すこと、そして正確なことを伝えるように心がけました。また、そのドクターと**近い距離にいると、「指示はこれでいいか」と何度も確認してくるので、適度な距離を保つ**ようにしました。そのうち、ドクターも自分自身で判断して指示を出すようになりました。

また、このタイプは心配性・優柔不断な傾向にあるので、自分で出した指示がその後どうだったか病棟に電話をかけてくるか、病棟に来たときに「その後、大丈夫だった？」と必ず確認があります。経過を詳細に伝えて異常がない場合は「大丈夫でしたよ」と伝えてあげることで「あなたのおかげで助かったわ」と安心する表情や言動がうかがえます。いちばんやってはならないことは、具体的に「○○の薬を出してあげてください」など言ってしまうことです。あとあと何か問題が起こったときに責任を押し付けられてしまうので、**薬処方など医師の領域にかかわることは言わないように注意**しましょう。

ドクターコメント

このタイプは、医師として最低です。軽蔑してください。患者の治療と方針に関して最終決定権と責任は医師にあります。とくに治療に関して、看護師を頼る医師はこちらを不安にさせますよね。という私も、医師になりたてのころは血圧の薬一つ何を出せばよいかわからず、看護師から「（ベテランの）△△先生はアムロジピンをよく出されていますよ」とかヒントをもらったりしていましたが……。

file.4 ナースを下に見るゴーマンドクター

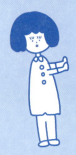

- 上から目線の態度
- 若手ナースと相性が悪い
- 自分に自信がない、意外と心配性
- ステーションでのナース同士の会話をよく聞いている
- 人格や物事を自分流に勝手に決めつける
- 自分より弱いと思う人や、仕返ししてこないような人に攻撃する
- 「だからナースは」が口癖
- ドクターとナースは同等といった認識なし
- 相手のたった一度のミスを絶対に忘れていない
- 話を最後まで聞いてくれない
- 一度信用を失ったら、取り戻すのはかなり難しい
- 自分が信頼しているナースにだけ、指示を出す

かかわり方
- ドクターに対して興味を持つようにする
- 堂々と接し、過剰に反応しない
- ドクターに信頼されているナースの特徴を知り、実践する
- 病棟で萎縮してしまったときは、飲み会の場などでコミュニケーションをとる
- 話にならないことは、上司もしくは信頼されているナースに相談する
- コミュニケーション手段は会話だけでなく、伝言板などの方法も活用する

あるとき、手術後の患者さんがシートごと丸2日分の薬をなくしてしまったことがありました。

私が、ゴーマンドクターにそのことを伝えると「は？薬の管理くらいナースがやっとけよ！だからナースは……」と言われてしまいました。あまりにも強い口調で言われたので、傷ついたことを覚えています。それ以来、ドクターに話しかけるときは萎縮してしまい、声が小さくなってしまうなどコミュニケーションがうまく取れなくなってしまいました。

このままでは、このドクターと距離ができてしまってどんどん苦手になると思ったため、逆に興味を持つような態度で接するように心がけました。意識してそのドクターを見ていると、「患者さんへの説明が丁寧」「患者さんからのクレームがほぼない」といった良いところを見つけることができました（以前、患者さんから「ゴーマン先生はいつも丁寧に説明してくれるのよ」と聞いてはいましたが、そのときは、「私たちには厳しいのに〜」とただ思っていただけでした）。

ゴーマンドクターが信頼を置いているナースの特徴は「コミュニケーションを積極的にとってくれる人」だとわかったので、患者さんからの言葉をドクターに積極的に伝えるようにしました。また、**患者さんのことを報告するときは、自信を持って接するように心がける**ことで、馬鹿にされたりすることはなくなりました。それでも、病棟では萎縮してしまうこともあるので、飲み会の場で**積極的にコミュニケーション**を取っていったところ、徐々に私自身に心を開いてくれるようになりました。

一度、「このナースは話ができるな」と思わせたら、その後は付き合いやすいものです。逆に、このようなタイプは一度でも信用を失うと、取り戻すのに相当な時間がかかるので注意しましょう。また、若手とは相性が悪い傾向があるので、1人で抱え込まずに、得意な先輩にお願いするのもかかわり方の一つになると思います。

ドクターコメント

看護師に対して厳しい医師が、患者にはうってかわって丁寧であったり優しかったりすると、「患者には優しいからまだいいわ」となぜか許してあげたくなりませんか。どちらがその医師の本当の顔なのでしょうか、間違いなく優しいほうでなく厳しいほうです。話は飛躍しますが、このような人はDV（ドメスティックバイオレンス）の素質ありなので、けっして結婚してはいけません。

57

file.5 起伏が激しい気分屋ドクター

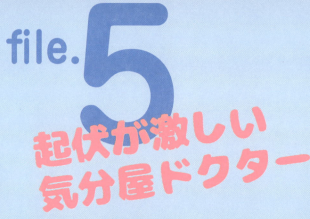

- 機嫌が良いときと悪いときの差が激しい
- 話しかけづらい
- 機嫌が良いときに聞くと、質問以上のことを答えてくれる
- 機嫌が悪いときに聞くと、「なんなの？」と不機嫌さをバリバリに出してくる
- 機嫌が悪いときのことを気にしてか、差し入れでリカバーしようとする

かかわり方
- ☆ 気分屋さんであることを理解する
- ☆ 機嫌の良いときに会話する
- ☆ 機嫌が悪そうなときはかかわらない
- ☆ 高圧的な態度にならないように、あくまでも冷静に対応する
- ☆ 相手の態度に振り回されない

そのときの気分によって意見や態度を変える人は、注意して対応しないと何度も振り回されてしまうことになります。

あるとき、ドクターに当日IC（インフォームド・コンセント）を希望されている患者さんとその家族のことを伝えました。すると、機嫌が良かったようで「今日は1日中外来だから17時にICでいいよ。ご家族が来たらPHSに連絡もらえる？」と言われたので、17時にIC予定となりました。

ところが、約束の時間になっても、ドクターの姿は見えません。外来が混んでいるのだろうなと思いましたが、約束だったのでPHSを鳴らしました。「外来中、失礼します。○○さんのご家族が…」と話し始めると、その途中で「てか、なに!? いま忙しいのに。今日ICなんて無理なんだけど！」とどなられてしまったのです。

そうです、今はすこぶる機嫌が悪いのです。朝に話したICのことも忘れているようでした。こんなことは日常茶飯事でしたが、若手ナースは驚いてしまいますよね。なにはともあれ、ICは無事に終わり、その日は機嫌悪そうにプンスカと帰っていかれました。

しかし、翌日には「昨日はごめんね、これ良かったらみんなで食べてね」と焼き菓子の差し入れ。今は機嫌が良いときだと察したので、今後の対応策を確認しました。そうすると「外来中に電話されると診察が途切れちゃうから嫌なのよね」と教えてくれました。「外来中は、外来ナースに電話を入れて用件を伝えるようにしましょうか」と提案すると「そうしてもらえると助かる」というお返事がありました。

このように、**機嫌が良いときに確認しておくことがポイント**になります。

ちなみに、外来診察中のドクターへの電話は、①外来ナースにかけて用件を伝えてもらいたい人、②直接PHSにかけてほしい人、の2パターンがあるので、事前に確認しておくことをオススメします。

ドクターコメント

外来中の医師への連絡は、看護師にとって鬼門です。外来部門に勤務したことのない看護師は同じ病院にいながら外来の忙しさのイメージがつきにくいようです。外来は患者が待つことが多いので、すこしでも滞ると窓口にクレームが殺到します。運が悪いとさらに救急車が来たりしてますます診察が遅れ、「お待たせしました」と患者に言っても「待ちました」とプチ嫌味で返されたり。そこに病棟から「○○号室の山田さん便秘なので浣腸かけていいですか〜」とかPHSにかかってきます。ほとんどの医師は大人の対応をしますが、一部の医師は精神状態ががけっぷちなので看護師に被害が及ぶわけです。

file.6 併用禁忌薬を処方する危ないドクター

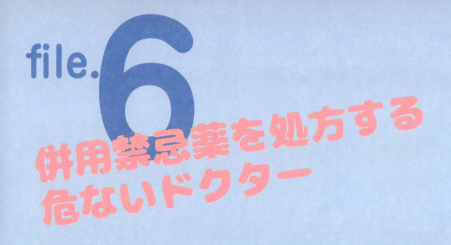

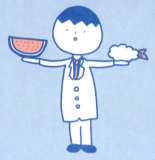

- 禁忌薬を処方する
- 指摘すると「教えてくれてありがとう」と話すが、また同じ指示を出すことが多い

かかわり方

- ☆ 指示されたことがすべて正しいと思わないようにする
- ☆ 出された指示は注意深くチェックし、指示受けをする
- ☆ すこしでも気になることがあれば、調べるようにする
- ☆ 繰り返し指摘する、改善が見られないときは師長や部長ドクターに相談する

併用禁忌薬とは、「飲み合わせの悪い薬」のことです。併用した場合、作用の減弱、副作用の増強など身体に悪い影響が出るおそれがあります。「薬×薬」「薬×食品」「薬×疾患」「薬×年齢」など、いろいろな組み合わせで考えなくてはなりません。たとえば代表例として「薬×疾患」であれば「ロキソニン® ×アスピリン喘息」があります。処方するドクターも見落としている場合があるので、**指示受けをする際は、この薬をこの患者さんが飲んでも大丈夫なのか十分に考えてから受ける**ようにしましょう。ナースも十分な知識を持っておかないとミスにつながってしまうので、日々の勉強が必要です。とくに併用禁忌薬を出しがちなドクターがいたら、自分たちが指示受けするときに必ずミスに気づきたいところです。

　私が働いているときにも、アスピリン喘息の患者さんに術後ロキソニン®が処方されたことがありました。ドクターに確認すると「教えてくれてありがとう。痛み止め変更しておくね」とすぐに変更になりました。このように、「気づく力」を養っておくことが重要です。

　なかには、同じような過ちを繰り返してしまうドクターもいました。その都度指摘はしましたが、いっこうに直る気配がなかったので師長・部長ドクターに相談して指導してもらったこともあります。私たちも気を引き締めて指示受けする必要があるのです。

ドクターコメント

みなさんはミルグラムの実験という有名な心理学実験をご存じですか。この実験は"多くの被験者が権威ある人に命令されると、死ぬかもしれないとわかっていながら強い電気ショックを他者に与えてしまう"という内容です。これは、われわれの日常でも人間は不合理であるとわかっていながら、権威のある人の言うことに引きずられてしまう可能性があることを示しています。医師の指示のもとで働く看護師は、この心理状態に陥りやすいと言えるでしょう。医師の誤りを論破できる知識と勇気も、看護師にとっては必要なアイテムになってきます。

補足　ミルグラムの実験は電気ショックを受ける人（じつは俳優）、電気ショックのボタンを押す人（被験者）、電気ショックを促す偉い人（じつはサクラ）の3人が基本的な登場人物で、電気ショックを受ける人が質問に間違えると被験者が徐々に強い電気ショック（じつは電気は流れていない）を与えてきます。ある程度の強さで俳優は「もう死んでしまうからやめてくれ！」とさけぶのですが、偉い人が「続けなさい」と被験者に命令します。結果、善良な市民であるはずの被験者の65%が最高レベルの強さの電気ショックのボタンを押してしまうのです。

file.7 おしゃべりドクター！

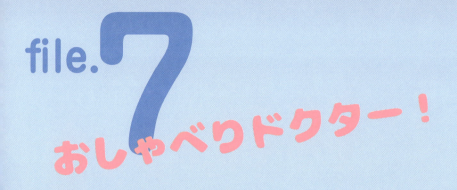

- 「そういえばさ」が口癖
- 手よりも口が動いて、指示をなかなかくれない
- 指示だけもらいたいときでも世間話がついてくる
- 人とかかわることが好き
- 看護学生にもよく話しかけている
- 教え方は丁寧で親切

かかわり方
- ☆ 時間があるときはお話に付き合ってOK
- ☆ 自分の仕事の状況を相手に伝える
  （はっきりと、でも相手を思いやるような言い回しで）
- ☆ 時間がないときは「患者さんが待っているので失礼します」と伝え退散する
- ☆ 帰り際、世間話が途絶えないときは「予定があります」などと伝え退散する
- ☆ 逆に、教えてもらいたいことは聞くようにする

「そういえばさ、あれ知ってる?」など、とにかくお話をするのが好きなおしゃべりドクター。

ある日、おしゃべりドクターに指示を確認したい部分があり、聞きにいったことがありました。指示の確認は取れましたが、その後の世間話がなかなか止まりません。おしゃべりドクターは手術が終わってひと休みの時間かもしれない、でも私はやるべき仕事がたくさんあって焦っている、でも伝えられずに「うんうん」と聞いている。そんな状況にモヤモヤしてしまいました。それからは、**自分に余裕があるときは話に付き合い、時間がないときは「患者さんを待たせているので失礼します」などと言って話を終わらせる**ようにしました。そうすると、「そうなんだね。長話をごめんね」と言って理解して話を切り上げてくれます。

話を中断するときに「急いでるんで」「話してる余裕ないんで」といったマイナス言葉で返してしまうと、相手も嫌な気持ちになってしまいます。あくまでも敬意を払って対応しましょう。「忙しいけど、話を聞かないと」と思ってあいづちする「うん、うん」は、相手に「早く終わらせてよ」という思いが伝わってしまうので気をつけましょう。

一方で、おしゃべりドクターは、物事を親切に教えてくれるというプラスの面もあります。**自分がまだ不安な処置介助や検査などがあれば、相談すると親身になって聞いてくれる**でしょう。私が新人のころはCV(中心静脈カテーテル)介助に苦手意識を持っていたので、おしゃべりドクターに相談したことがあります。必要物品や物品をわたす順番、タイミングなどを丁寧に教えてもらうことができました。

ドクターコメント

「こんな暇な医者いるの?」と思うかもしれませんが、処置や手術の合間などで思いがけず時間が空くことはあります。普通医師は空き時間に医局(医師がうろうろしている部屋)で休憩しますが、1人でお茶を飲むのがさみしい医師は、看護師を捕まえて無駄話をします。一方おしゃべり好きの医師は教え好きでもあるので、新人にとっては良いおじさん(orおばさん)とも言えるでしょう。うまく使う必要があります。

file.8 師範並み!? 達筆ドクター

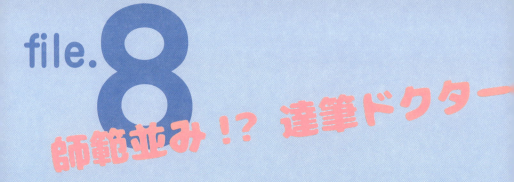

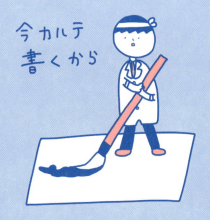

- 処方せん、カルテの記入文字が達筆
- ときどき自分でも読めないことがある
- なんて書いてあるか聞かれるのを好まない
  ※紙カルテ時代の話

かかわり方
- ✦ 指示をもらったら、ドクターがその場にいる間にすぐ解読する
- ✦ 記載されている内容を復唱して確認する
- ✦ ストレートに「字が読めない」など言わない
- ✦ カルテをさかのぼり、以前書いた文字と比較して解読する努力をする
- ✦ 解読専門プロにお願いする

カルテ時代は、ほんとうに字が達筆すぎて解読するのに苦労していました。

他科のドクターが往診で来てくれて、診察が終わったあとに、「اَنْکُوبِلصش」とカルテに記載されていたことがあります。すでにドクターは病棟を去ってしまい、残されたのは解読不能の文字のみ……。何とか解読しようと以前ドクターが書いた文字を見たりして努力しましたが、読めないものは読めません。困った私が「ドクターに電話をかけて聞こうかな……」と言っていると、ベテランの先輩が近寄ってきて「『抗菌薬を変更する』と書いてあるよ」と教えてくれました。読めたことに私が驚いていると、「十数年、その文字を見ていたら不思議と読めるようになるのよ」と話していました。これぞ解読のプロ！それ以降も解読が難しいことがあれば、そのベテランさんに頼っていました。

しかし、解読のプロが毎日いるとは限りません。そのときは、カルテをさかのぼり、以前書いた文字と比較して自力で解読するか、文字を書いたドクターに聞くしかありません。聞くときは、**「(読み取れた部分を強調しつつ)こちらの部分はこのような解釈でよろしいでしょうか」と聞くように確認**しています。そうすると、ドクターも嫌な顔をせずに、違ったときは修正して教えてくれます。**間違っても「字が読めないんですけど」とストレートな言い方はしない**ようにしましょう。もっとも、この問題は電子カルテの普及によって解決されてきています。電子カルテありがとう。君は私たちの救世主だ！

ドクターコメント

日本語なのに筆記体で書く医師は、精神科医に多いです。ひと昔前の精神科教育では、患者とのすべての会話一字一句を紙カルテに記載したりしていたからです。解読できない医師の指示や記載は医療事故の原因になります。私も昔、汚い字で「胸部」CT撮影を手書きでオーダーして「頭部」CTの画像が返ってきたという最低なミスをしたことがあります。

65

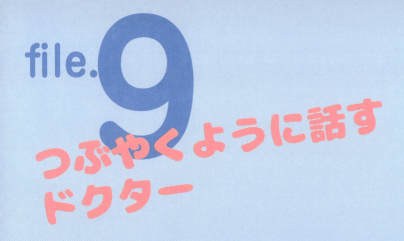

file.9 つぶやくように話すドクター

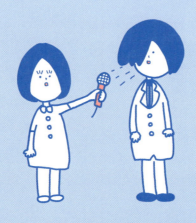

- 日常会話の声も小さめ
- 口頭指示のときに、聞こえづらい
- 意外と趣味はシャウト系

かかわり方

- ☆ 口頭指示は耳を研ぎ澄まし、全神経を集中させる
- ☆ 口頭指示を受けた場合は、必ず受けた指示を復唱して確認する
- ☆ 聞き取れなかった場合は、「聞こえづらかったので、もう一度お願いします」と正直に伝える
- ☆ 聞き返すと怒られると考えて、自分の想像で解釈しない

提として、**ドクターから口頭で指示を受ける場合は、ミスを防止するために復唱して確認するのが鉄則**です。このように、口頭指示というだけでミスが起こりやすいのに、さらに声が小さいとなると、余計にミスにつながりやすくなります。

電話で口頭指示を受けて、後半部分の指示が聞こえなかったときは、「後半部分が聞こえづらかったので、もう一度お願いします」と言えば、つぶやきドクターにとっても大事な指示なので話してくれると思います。その後、復唱して再度確認をすることも忘れずに。

指示が聞こえなかったときに「先生の声が小さくて聞こえません」などストレートに言うとお怒りになる方もいるので、配慮することが大切です。

私は、「○○部分までは聞こえましたが、後半の○○から聞こえませんでした」というように、どこまでは聞こえたのかを明確に伝えるようにしています。聞き取れた部分の内容をあえて伝えることで、つぶやきドクターがどこから伝え直せば良いのか明確になりますし、聞き漏らした部分があればつぶやきドクターから指摘や注意を入れてもらえるからです。

先輩は、「ステーションがざわついているので、もう一度お願いします」や「受話器の調子がおかしいので、もう一度お願いします」など、さまざまな"もう一度お願いパターン"を使いこなしているので、こっそり盗み聞きして参考にしてみましょう。**聞き返すのが怖いと思って自分の想像で解釈すると、重大なミスにつながりかねないので、絶対にやってはいけません。**

そんなつぶやきドクターですが、プライベートではロックバンドのボーカルを担当していてシャウトしているとか……。そのためにのどを温存しているのかもしれませんね。

ドクターコメント

ただでさえ口頭指示は、医療事故の原因になりやすいリスクをはらんでいます。つぶやきドクターは自信がないのでしょうか、やる気がないのでしょうか、魂が抜けているのでしょうか。いずれにしても看護師は復唱して内容を確認することと、緊急時以外は原則口頭指示を受けないことを守る必要があります。

file.10 スケジュールどおりに進まないといら立つドクター

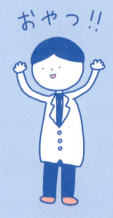

- THE A型
- 几帳面
- 時計を見る回数がやたらと多い
- スケジュールどおりに進まないと腹を立ててしまう
- 「事前に連絡はしようよ」「なんでできていないの」が口癖
- 怒っていなくなってしまう

かかわり方

- ★ タスク管理をしっかりする
- ★ スムーズに仕事ができるよう準備しておく
- ★ イレギュラーなことがあったときは、前もって理由を添えて連絡しておく
- ★ 必要時は、ほかのスタッフに依頼する
- ★ ドクターが怒ってしまったときは言い訳せず、誠意を持って謝罪する

私の受け持ち患者さんに、他科のドクターが1時間後にイレウスチューブを挿入しにくることが決まりました。その準備をしようと思っていたところ、別の受け持ち患者さんの状態が急変。私は、急変につきっきりになってしまい、すぐに1時間が経過してしまいました。そして、バタバタしているうちに「イレウスチューブ挿入しにきました」とドクターが来棟したのです。私は「あ、すみません、急変があってこれから急いで準備します」と伝えると「急変があったのは大変だったと思うけど、こっちもスケジュールで動いているから連絡ぐらいはしようよ」と言って怒って帰ってしまいました。

たしかに、急変があったときに事前に連絡さえ入れておけば時間を調整してもらうこともできましたし、忙しい相手の時間を奪うこともありませんでした。また、別のスタッフにイレウスチューブの介助についてもらう選択肢もあったのに、完全に1人の患者さんに集中してしまったことを反省しました。

後にドクターのほうから、「あの日はごめんね、言いすぎた」と言ってくれた際に、「こちらこそ連絡ができずにすみませんでした。今後は注意します」と気持ちを伝えることができました。

以降は、**ドクターがスムーズに動けるように準備を徹底**しました。また、**イレギュラーのことが起こって時間を変更してもらいたいときは早めに連絡を入れる**ようにしておくことで、相手も調整してくれます。ドクターと良い関係を築くには、**きちっとした準備と早めの報告が重要**なのです。

ドクターコメント

私自身が精神科病棟、内科病棟、救命救急センターで勤務して感じたことは「それぞれの病棟(もしくは診療科)で時間の流れが違う」ということです。つまり精神科で症状評価や治療方針決定が1週間単位なのに対して、内科では1日単位、救命救急センターでは1時間単位という具合です。よって、精神科病棟に内科の医師が来ると、精神科医や看護師がのんびりしているのでイライラします。精神科病棟に救命救急センターの医師が来ると、超イライラします。

file.11 「君かわウィ〜ね」チャラドクター！

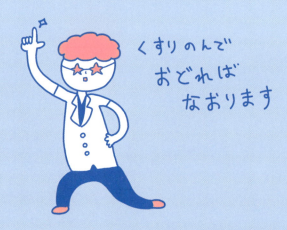

- 外科に多い
- 体育会系、明るい、ノリが抜群
- 話題が豊富、楽しませてくれる
- 女性もお酒も大好き
- タイプのナースに声をかけている
- 「ういっす」「いいよ」が口癖
- 名札の裏に自分の連絡先の用紙を入れている

かかわり方
- ★ 明るくてノリのいいドクターには、彼女の存在を疑うようにする
- ★ ドクターの女性関係をまわりから情報収集する・彼女の気持ちになって考えて、行動するように心がける
- ★ 適度な距離感を持つ
- ★ 仕事のときはナースとしての自覚を持つ

「うっす」とあいさつする若手ドクターがいました。明るくてノリも良いため、ナースからも人気はありますが、裏では皆彼のことを「チャラドクター」と呼んでいました。病院一かわいいといわれるナースがチャラドクターの彼女であることは病院全体で有名な話でしたが、その話と同じくらいに有名だったのが、他病棟に別に2人彼女がいるということでした。そして、お相手はやはりかわいいナースなのです。

そんなチャラドクターですが、**自分が気に入ったかわいいナースを見つけると「毎日頑張っているね。つらかったらいつでも頼ってね」などと優しく声をかけ、自分の連絡先を渡す習慣**がありました。新人ナースのころは、自分に自信がなく落ち込むことも多いため、優しい言葉をかけられたら恋に落ちてしまいがちです。そして、チャラドクターと連絡をとるようになり、仲良くなって食事やデートをするわけです。もちろん、チャラドクターは話題が豊富で、一緒にいるときはつねに楽しませてくれるので居心地が良いと思います。しかし、

忘れてはいけないのは、チャラドクターには、付き合っている彼女がいるということ。新人のころは、チャラドクターに彼女がいることなど本人の口から言われないとわからず、「彼女なんていないから食事やデートに誘ってくれたんだ」と信じてしまいますよね。**誘い方がスムーズなドクターには、注意**したほうが良いです。「ノリが良いドクター＝彼女つき」と思うようにするのが無難かもしれません。私が見たなかでは、ほぼそのようなタイプのチャラドクターは彼女持ちで、しかも彼女が1人ではないことが多かったです。

そんな彼女持ちのチャラドクターと食事やデートに行ってしまえば彼女には怒られますし、病院内にデートした話が行きわたりますし、自分自身の損失が大きくなります。そのような損失を生じさせてまで、チャラドクターとかかわる必要があるかを考えて行動するようにしていきたいですね。

それにしても、このタイプのドクターはベテランから新人まで多岐にわたり、とにかくモテる。コノヤロウ！

ドクターコメント
「ミナサマガコノヨウナクズニダマサレナイコトヲセツニネガイマス」

file.12 手技に集中してしまうドクター

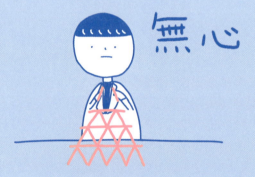

- 若手ドクターに多いが、ベテランドクターでもたまにある
- 処置に時間がかかってしまう
- 手技に集中して、患者さんの様子を気にできない
- うまくいかないとイライラしはじめ、まわりに当たる場合もある

かかわり方
- ドクターののめり込み具合を確認する
- 患者さんの状態を確認する
- 患者さんに不安を与えないように適宜声かけをしていく
- 患者さんの状態に異変があったら、迅速にドクターに伝える
- モニターを装着する必要があるかなど自分で判断する

若手ドクターがCV（中心静脈カテーテル）挿入をすることになっていました。

私がその介助につくことになったので「必要物品はこれで足りますか」と聞くと「大丈夫です。よろしくお願いします」との返事。しかし、処置を進めていくうちに、なかなかカテーテルがうまく挿入できず、ドクターがイライラしはじめました。その後も、ドクターは患者さんの様子を気にすることなく進めていったのですが、患者さんの顔をのぞくと、明らかに不安そうな表情をされていました。そこで、私は適宜声かけをするように心がけました。

その後も処置は難航し、患者さんは「具合が悪い」と言い出しました。血圧とSpO$_2$はこまめに測定しており、問題はありませんでしたが、そのことをドクターに伝えると「もうすこしで入るから、続けさせて」と強めの口調で言われました。

患者さんにも、もう少し処置が続くことを説明すると「そうですか」と納得されたので処置を続けました。処置の時間がすこし長くなってきたのが心配になったので、心電図とSpO$_2$と血圧が付いているモニターを装着しました。モニターをつけてすぐに血圧が下がっていったのが気になり、ドクターにバイタルサインと患者さんの状態を報告したところ、「血圧低いですね、いったん処置は中止にします。手技に夢中になっていたので申し訳なかったです」と言われました。

このように、ドクターは処置をしているとどうしても手技に集中してしまい、まわりが見えなくなることがあります。そんなときは、**介助についているナースが、ドクターと患者さん両方の様子や動きを観察して正確に状態を伝えていく必要**があります。また、**その都度必要な物品を判断して準備するのもナースの大事な仕事**です。

ドクターコメント
医師は処置に夢中になると、ほかのことに気づきません。CV挿入のようなありふれた手技でも動脈誤穿刺で血圧が低下したり、気胸でSpO$_2$が低下したり、ガイドワイヤーが心臓の壁に当たり不整脈を起こしたりと危険がいっぱいです。とくに患者の意識レベルが低い場合や鎮静下で行っている場合は、患者からの訴えがないので要注意です。看護師も処置を介助しながら患者の様子やバイタルをしっかり監視する必要があります。

file.13 処置時に患者さんまわりを汚染させてしまう常連ドクター

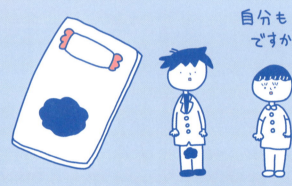

- 「汚さないから大丈夫!」といった自信にあふれている
- 処置時にシーツや寝衣を汚染する
- 「大丈夫、ヘマしないから」が口癖
- ヘマしたあとは「やっちゃった」と淡々と話すか、何も言わないかのどちらか

かかわり方
- ☆ 自信に騙されない
- ☆ 汚染する可能性が高い処置（創部処置、褥瘡処置、採血、血培など）を行うときは、処置用シーツや吸収シートを敷いて対策する
- ☆ 「また汚されると困るので敷きます」などプライドを傷つけるような言い方はしない
- ☆ 汚染対策は、普段からやっているような雰囲気を出して先回りして準備しておく

1 人で処置をして、いつもシーツや寝衣を汚してしまうドクターっていますよね。処置のあとは、私たちナースがシーツ・寝衣交換することも多くあります。**いちばん負担になるのは患者さんなので、できる限り汚さないように対策することもナースの重要な仕事**です。

基本、ドクターが処置するときはナースが介助に入りますが、ときどきドクター単独でする場合もあります。私も以前、ドクターから「○○さんの創部処置やってきちゃうね」と言われて、バタバタしていたこともあり「介助つけなくてすみません」と言ってお願いしたことがありました。数分後にドクターとすれ違った際、ドクターは、「○○さんの処置終わって、記録にも残してあるから」と言って去っていきました。患者さんの部屋に行くと、シーツは血まみれ、さらに微温湯をこぼして寝巻きが濡れていました。その後、汚れたものを交換しましたが、患者さんに不要な体力を使わせてしまったことを反省しました。

その後も、そのドクターが1人で処置をして寝具を汚すことが続いたので、対策として、ドクターが処置する前に先回りして処置用シーツを敷いたりするようにしました。あからさまに敷くのではなく、あくまでもさりげなく敷いておくとドクターのプライドも傷つかないと思います。自分が処置に入れるときは、介助につくことで汚染を防ぐことができました。

採血や血培などで予想外に血が止まらなくて汚してしまうことは別の話なので、嫌な顔をせず交換しましょう。

ドクターコメント
医師のなかには処置の際に周囲を汚すことをあまり気にしない人がいます。このような人で、患者周囲の汚染以上に気をつけなくてはいけないことがあります。それは、処置の際の針やメスの放置です。処置が終わると針や刃物をそこらへんに雑に置くので、看護師が片づけるときに針刺し事故を起こすのです。医師が使った針や刃物は必ず処置中にカウントして、処置後に数が合っているか確認しましょう。

file.14
いつのまにか処置して帰るドクター

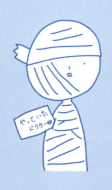
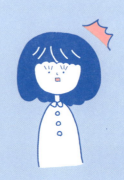

- 忙しいナースのことを気遣ってくれている
- 自分のペースで進めたい
- 急いでいる、時間がない
- 処置をして何も言わずに帰っている、記録を残していないこともある
- ドクターからではなく、患者さんから「処置したよ」と情報をもらう
- クーパーや抜糸セットを白衣のポケットに入れたまま帰ってしまう

かかわり方
- ☆ 処置が終わったのであればナースに声をかけるようお願いする、そのときに使用した物品などがあれば教えてもらう
- ☆ ドクター記録を見て、どのような処置をしたか確認する
- ☆ 針やクーパー類などを使ったときは、何本使用したか聞いて、その場でドクターと確認する。ドクターが帰ったあとであれば、自分で残数チェックをする
- ☆ 物品の数が合わなければ、ドクターに連絡してありかを確認する
- ☆ 何回も同じことがあったときは、上司に相談する

私が夜間帯に患者さんの状態を観察しながら巡視をしていたときのこと。ある患者さんから「さっきね、主治医のドクターが来て抜糸してくれましたよ」と笑顔で教えてくれたことがありました。確認すると、たしかに全抜糸しています。ナースステーションに戻るも、ドクターの姿はなく、他のドクターに居場所を聞くと、「もう帰っていったよ」と言われてしまいました。実施したことはドクター記録にも残されていません。そして、使用したと思われる抜糸セットを探しましたが、ワゴンの上、処置セット、患者さんのベッド、床頭台、ゴミ箱……どこにも見当たりません。物品が揃っていないと紛失として報告することになるので、処置したドクターに連絡をしました。「抜糸セットを1つ使ったけど、膿盆の上にも置いてない？」と言われ、探してみるも見つからず。結局、翌日出勤してきて「ごめん、俺の白衣のポケットに入っていたわ」と言われました。

また、マーゲンチューブの挿入の長さをいつの間にか変更して、記録に残さず帰ってしまうドクターもいました。私がなぜ気づいたのかというと、チューブを固定するテープが変に剥がれていたのと、固定ラインが入りすぎていると感じたからです。

処置したことを記録に残していたり、物品の数が揃っていれば「しょうがないなぁ」となりますが、どちらもないときは相当あせります。ドクターに「1人で処置をされて使用した物品があれば、その勤務帯のナースに言うようにしてほしい」と伝えると「悪かった。そんなに探しているとは思ってもいなかったんだよ。ドクターカンファレンスで伝えとくね」と言ってくれました。それ以降は、使用した物品をナースに伝えて確認をしてくれるようになりました。**ナースサイドで困っていることや、してほしいことは口に出して伝えることも大切**です。

ドクターコメント

私もときどき「いつの間にか処置」やります。ごめんなさい。

file.15 マイペースドクター！

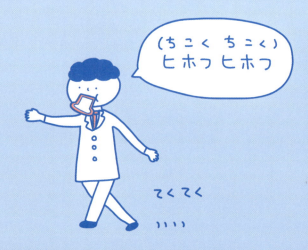

- 基本、遅刻する
- 遅刻する可能性があっても急がない
- なんとかなるさ精神
- 表情も態度も口調も落ち着いている
- 食事前や食事中に話しかけると露骨に不機嫌な態度をとる
- 患者さんへの対応は丁寧
- 外来は長蛇の列
- PHSを持たずに病棟を離れてしまう
- PHSがつながらない時間帯がある

かかわり方

- ☆ マイルールの特徴を知る
- ☆ 相手のペースを邪魔しないようにかかわっていく
- ☆ 話しかけるタイミングは、できる限り食後にする
- ☆ 予定に遅れることがあるので、ドクターのスケジュールを頭に入れておく
- ☆ 責めるような言い方は厳禁

勤時刻より10分程度遅刻するのは当たり前。遅刻してもコンビニで買ってきた朝食を食べてから自分の仕事に取りかかる。そんなマイペースドクターがいました。

ある日、「朝一で確認したいことがあるのに、まだ病院に来ていない。PHSもつながらないし……」と、私は朝からあせっていました。数分後、マイペースドクターが出勤してきたので、すかさず「おはようございます。○○さんの点滴の件でお話があります」と伝えると、「これから朝ごはん食べるから」とだけ話して、足早に奥の部屋で朝食を食べはじめました。「マイペースドクターは食事中だから、終わってから話しかけたほうがいいよ」と先輩がアドバイスしてくれました。そして、自分のやりたいことに邪魔をしてくる人、文句を言ってくる人にはわかりやすく不機嫌になり、無視をしたり、怒りをぶつけてくるのがマイペースドクターの特徴

であることを教えてもらいました。

マイペースドクターは自分のペースで生きているからこそ、感情が安定しているものです。そのためにも、**相手のペースを邪魔しないようにかかわっていくのが大切**です。

一番やってはいけないのが、責めるような言い方をすること。ふてくされてしまい、パーソナルスペースを今以上に広く設定されてしまいます。そうなると、今後一緒に仕事をしていくうえで支障が出るため、言動には十分注意しましょう。

そんなマイペースドクターは、PHSを病棟に忘れて外来に入ることが多かったり、予定されている手術の時間に遅れたりするので、適宜身の回りをフォローしてあげると、「この人、僕のことを気にかけてくれるな」と好感を持ってくれるでしょう。自分のことを邪魔しないでくれて、かつ気にかけてくれる人と思われることで、とたんに仕事がしやすくなります。

ドクターコメント

マイペースドクターはナースから愛されるパターンと嫌われるパターンがあります。その母性本能をくすぐるようなだらしなさは助けてあげたくなる対象でもあり、人を助けることを天職とするナースはうっかり騙されてしまいます。一方、やることをきっちりしないと気が済まない強迫的なナースや、毎日がいっぱいいっぱいでむしろ自分が助けてほしい新人ナースにとって、このようなドクターには殺意をおぼえるでしょう。仕事はいまいちでも人間的な魅力がある人も多く、このタイプは患者からもよく好かれます。

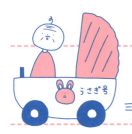

わたしのてへぺろ談 3
大恥！バブバブカー事件

　小児科に異動していちばん驚いたことは、患者さんの名前の呼び方でした。成人病棟では、「○○さん」と苗字で呼んでいましたが、小児科では下の名前で「○○くん」、「○○ちゃん」と呼びます。スタッフからは、「○○ちゃん、そろそろミルク飲む時間だからあげてきてくれる？」「○○君をベビーカーでX線撮影に連れていってもらえるかな？」などと、お願いされます。

　異動した2日目、「個室Aの○○さん、口腔外科に連れていってもらえる？」とお願いされました。私は「わかりました！」と返事して、初日に検査室までベビーカーで移動したのを思い出して、ベビーカーを持って個室に向かいました。個室ネームに書かれていた名前を確認してベビーカーを押しながら「○○くん、歯医者さん行こ……」と言いながら部屋に入っていくと、成人男性が仰臥位でベッドにいました。「あれ？お父さんかな…」と一瞬思いましたが、入院患者さんしか付けていないリストバンドをしていることに気づきました。

　(待って、もしかして口腔外科に行くのって子どもじゃないの……)

　持っていたベビーカーをそっと自分のうしろに隠しましたが、もうバレバレです。「小児科におじさんが入院していてごめんね。成人病棟が空いていないと言われて」と患者さんが笑顔でフォローしてくれました。優しい人で良かった！「ほんとうに大変失礼しました。もうお恥ずかしいところを見せてしまい、ぁぁぁ……。もぅぅぅ……。歩いて口腔外科に行きましょう」と、もう穴があったら入りたかったです。

　あとあと「個室だけ成人が入院する場合もある」とオリエンテーションで話があったことを思い出しました。また思い返せば、指示したスタッフは「個室Aの○○さん」と"さん"付けをしていました。そもそも、自分自身がカルテで年齢などの情報収集をせずに行動したことが、この大失敗の主たる原因です。

　この件は、「バブバブカー事件」として武勇伝になってしまいました。それにしても、本当に優しい成人男性で救われました。あのときはほんとうに失礼しました！

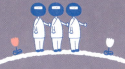

chapter.3
患者さん別の かかわり方

ふだん仕事をするなかで、
対応に困ったことがある患者さんはいませんか。
私は、中堅になった今でも対応に困る方は正直いらっしゃいます。
また、患者さんの入れ替わりが激しい外科病棟や、
対照的にあまり入れ替えが少ない内科病棟では、
患者さんのタイプが違っていたりもします。
今回は、私が新人時代に出会った患者さんのなかで、
対応に苦慮したエピソードをご紹介します。
かかわり方の1つとして覚えてもらえたらうれしいです。

file.1
できることも お願いする 依存的な人

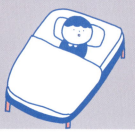
「立たせてくれ」とは言ったけどちがう

2 人部屋に大腿骨頚部骨折のオペ後の患者さん2人が入院していました。

1人は車椅子移乗介助が必要なAさんで、もう1人は杖歩行自立のBさんでした。Aさんから「トイレに行きたい」とナースコールがあったので病室に向かい、車椅子移乗介助をしていました。それを見ていたBさんが「俺も杖じゃなくて車椅子で移動したいよ。俺だけ意地悪しないでくれよ」と話されました。

Aさんは術後2日目、Bさんは術後日数がだいぶ経ち、杖で安定した歩行をしていました。Bさんには、杖で歩行する必要性を伝えましたが「意地悪だな、昨日の看護師さんは車椅子でもいいって言ったぞ」と話し始めました。しかし私たちは、Bさんの看護計画で"自立を促した援助を行う計画"を立てており、チームナースやほかに関連するスタッフ全員で情報を共有していたため、「車椅子でいい」なんて言わないはずです。昨日の記録を見てもそのような看護記録はなかったので、もう一度本人に詳細を聞いてみると「車椅子でいいよって言われたのは嘘だよ。とりあえず靴が履けないからやってよ」と自分でできることも頼んでくる様子でした。「昨日もご自身で靴を履かれていますよ。私もそばにいますので、やってみましょうね」と伝えると、何も言わずにご自身でものすごいスピードで靴を履き杖で歩き始めました。

患者さんによっては**入院状況、疾**

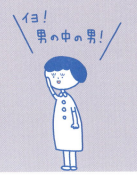

かかわり方の一例
- 不安要素の思いをくみ取る
- 自立を促す援助の必要性を説明する
- スタッフで統一したケアを行う

患、精神的な理由、痛みなどの身体的理由で依存心が強くなる場合があります。そのことを理解し、より良い援助を考え与えるのが看護であって、すべてにおいて患者さんの依存に従うのは看護とは言えません。すべて従っていたら、それは「お手伝いさん」になってしまいます。もっとも、5回に1回は患者さんの思いをくみ取って、ナースが介助してあげるなどの駆け引きをするのも、依存的な人をうまくコントロールするコツです。

今回は、「同室者と比べて自分はナースとのかかわりが少ない」といった寂しさからくる言動であると考え、時間をとって話す時間をつくりました。自立している患者さんは重症患者さんと比べて接する時間がどうしても短くなるので、その点にも配慮しながら自立を促す援助をしていきましょう。

ドクターコメント

依存が強い患者の対応は難しいものです。"こうすれば良い"という絶対的なものもありません。患者自身の永遠に満たされることのない欲求があり、部分的に満たされてもまた別の欲求が出て際限がない状態をイメージすればよいでしょう。となると、患者の希望にすべて応じるのは問題であることが理解できます。ただ逆に、依存にまったく応じないのも患者の不安を高めることになるので、ある程度の枠組みを決めて"ここまではやってあげる、ここは自分で頑張ってさせる"ということが大事です。要は、依存をある程度入院生活に適応できる範囲でコントロールするということです。このため、チームカンファレンスで方針を決めて情報を共有することが必要になります。

file.2 口数が少ない COOL 人

　入院しているその患者さんは口数が少なく、「痛みはありますか？」に対しては「ない」、「痛みはどうですか？」に対しては「変わりない」と答える人でした。オープンクエスチョンで聞いても会話はあまり続かず、持参している読み物に集中されたい様子が感じ取れました。ほかのスタッフにも患者さんの情報を聞くと「口数少ないですよね、怒っているのかなぁと思うことがあります」と、みんな口を揃えて同じ印象を持っていました。

　家族との面会中もとくに会話は見られないため、家族にお話を伺ってみると「入院してからだんまりになってしまってね。たぶん、自分の好きな料理ができないからだと思うの。毎晩主人が料理を作ってくれていたんですよ」と教えてくれました。毎日手にしている読み物にはカバーがついていて何を読んでいるかわかりませんでしたが、料理本のようでした。翌日の昼食メニューに美味しそうな和え物が出ていたので、「調味料は何を使っているんでしょうかね～」と聞いてみると、今まで目さえ合わせてもらえなかった患者さんが目を合わせてくれて「あなた、自炊するの？」と聞いてくれたのです。心をすこし開いてくれた瞬間でした。その後、調味料はこれとこれだと思うよと教えてくれて、それ以降はほんのすこしですが口数も増えていったのです。

　口数が少ない方は、①性格なのか、②疾患が原因なのか、③日常生活か

かかわり方の一例

- ★ 理解しようとしている姿勢を示す
- ★ ぐんっと距離を詰めるのではなく、すこしずつ距離を詰める
- ★ 患者さんが、自分以外のスタッフや面会者とかかわるときはどのような状況か観察する
- ★ 会話からだけでなく身近にあるものや、家族からの情報で会話の糸口を見つける
- ★ クローズドクエスチョンとオープンクエスチョンの両方を交えて質問を考える

ら離されたことによるストレスが原因なのか、を考えることが重要です。そして、**本人から情報を得ることが難しければ、身の回りにある物や家族からの情報でコミュニケーションの糸口を見つけてアプローチ**していきましょう。

しかし、心を開いてくれたからと思って、今まで以上に患者さんに話しかけすぎてしまうのはNGです。また、心を閉じてしまうこともあるので注意が必要です。性格的にCOOLなタイプの人は、あつい熱量は好まないのです。

ドクターコメント

対人緊張が強かったり、プライドが高い患者は、あまり病院スタッフの話に乗ってくれません。相手があまり話してくれないとこちらもあまり話しかけなくなるので、ますます相手の気持ちがわからなくなります。こういう場合は、雪解けを待つように我慢強く相手から何らかのメッセージが出るのを待っても良いでしょうし、家族から情報収集して話のきっかけをつくってみるのも良いでしょう。あまりしゃべらない患者だと、不安から逆に口数が多くなってしまう看護師がいますが、そのような対応はもしかしたら相手にとって精神的な侵襲かもしれません。

file.3
「ダメなの？」ルール無用人

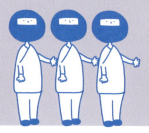

夕食の時間帯に病室に不在の患者さんがいました。「トイレかな？」とも思ったので、とりあえず配膳してまた数分後に伺ってみることにしました。15分後に覗いてみましたが食事には手をつけておらず不在のまま。その20分後に訪室しても不在……。本人の携帯に連絡してみようと思ったときに、ビニール袋を下げて面会者とともに戻ってきました。「近くのコンビニでデザートを買ってきました」と話し、外出の届け出がなく心配していたことを伝えると「外に出るときは外出届が必要だと思ったけれど、ちょっとそこまでだったから必要ないと思った」と返事がありました。病院から一歩出ると外出扱いになること、患者さんの居場所がわからないと何かあったときに困ることを伝え、次回からは必ず外出届を出すように説明すると承諾されました。

話を聞くと、今日は面会に来てくれた友人の誕生日だったため、コンビニにケーキを買いにいったとのこと。心優しい青年で「なんてほっこりする話だ」とは思いましたが、規則は守ってもらわないといけません。それ以降、外出する際は外出届を出してくれるようにはなりましたが、友人たちと一緒のときはナースの目を盗んでコンビニに行こうとする姿がときどきみられました。

さらに、ほかの患者さんもいる談話室で友人たちと写真を撮りSNSに投稿していることもありました。本

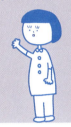

かかわり方の一例
- 規則を知っているかをまず確認する
- 規則を守らない理由は何かを知る
- バイタルサイン測定など、病室にいてもらいたい時間は伝える
- 外出時は必ず外出届を出す必要性を伝える
- 規則違反があった場合は、その都度説明する

人には、自分たちだけでなくほかの患者さんや面会者の方も写りこんでしまう可能性があり、さらに投稿することで個人が特定され、個人情報を悪用される危険があるので撮影・投稿をやめるように説明。すると、SNS投稿に関しては約束を守ってくれました。

<mark>規則違反に関しては、理解しているのか、していないのか、意図的にやっているのか、そうでないのか、を確認する</mark>必要があります。そのうえで、どうしてダメなのか、その根拠を繰り返し説明して従ってもらうことが大切です。**根拠を踏まえて説明することで、納得される患者さんは多い**と思います。繰り返しの説明は私たちナースの忍耐力が試されていると思い、頑張りましょう。

ドクターコメント

常識は、「なぜそれがいけないのか」という問いを突き詰められると価値観の違いに行きつき、患者に対する説得力としては弱い場合があります。よって病院のルールはその弱さを補うものとして、治療・ケアをスムーズに行うため患者が守るべき事柄です。医療機関と患者は法的には診療契約を結んでおり患者が守るべき義務も発生しますが、その範囲はわりとあいまいです。あまりにも病院のルールを逸脱して治療・ケアに支障をきたす場合は、いわゆる強制退院させることもやむを得ないでしょう。ただし、強制退院の法的根拠もやはりあいまいなのです。

file.4
怒りがおさまらないクレーマー

えっ…？

クレーマーにもタイプがあるので、タイプごとにかかわり方を変えていくことが大事になります。今回の患者さんは個室入院の方で、「高い個室料を払っているのだから、私の頼みはすぐにやってくれるのが当然よ」と自分の正当性を主張するタイプでした。

以前、夜勤帯に「頭側の部屋の電気が切れたので、すぐに交換してほしい」と申し出がありました。当直の施設課に電話すると「現在ほかの病棟で対応しているので、準備して30分以内には伺います」とのことだったので、その旨を本人に伝えました。すると、「何でそんなに時間がかかるの！個室料金を支払っているのに、私の目が悪くなってしまってもいい

の？」と大声でさけび始めました。**"怒り始めの6秒間は我慢して傾聴する姿勢が良い"**と、以前読んだ本に書いてあったので、私は傾聴に徹しました。そして、ピークが過ぎ去りすこし落ち着いてきたところで、もう一度「夜間帯は施設課担当が1名しかいないので要求にすぐには応えられない」と伝え謝罪しました。それでも怒りは鎮火せず、「若いあなたじゃなくて、いちばん偉い人連れてきて」と言い始めました。私がこれ以上対応しても怒りがおさまる気配はなかったため、夜勤メンバーで一番のベテランに事情を話して対応してもらうことに。ベテランを連れてきたことで、本人からは「来てくれてありがとう」といった言葉も聞かれ、ベテランが

88

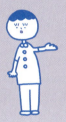
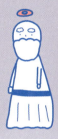

かかわり方の一例
- 怒りのピークは6秒で終わるため、その間は反応しない
- 患者さんの主張を傾聴し、対策を考える
- できない約束や特別扱いはしない
- 「上司を連れてこい」と言われたら、自分で解決しようとせずにすぐに相談する

話を傾聴していくうちに怒りは鎮火していきました。そして、施設課が到着してチャチャっと蛍光灯を交換してくれると、患者さんは「お忙しいのにありがとう」と笑顔で話されていました。

「いちばん偉い人を連れてきて」と言われたときは、「先輩に迷惑をかけてしまうからできない、私がどうにかしないと」などと考えなくて良いのです。**相手はこの怒りをすぐに解決してほしい気持ちから「いちばん偉い人を呼んでほしい」と訴えている**のであって、むしろ呼ばないと余計に怒りが増してくるでしょう。要求に応じることも、相手の怒りを抑えるためには必要なことです。若手や女性に対しては罵声を浴びせるのに、ベテランが来た途端に急に静かになる患者さんには、これまでに何度も出会いました。ベテランの威圧感がそうさせるのでしょうか。

ドクターコメント

看護師に罵声を浴びせることは、言葉の暴力に当たります。ついでに言うと、セクハラも暴力です。患者であったとしても、このようなことをする人たちに正当性はありません。ただ、多くの病院はこのような患者に毅然とした態度で臨むことを躊躇します。それは、暴言やセクハラを"暴力"と認識していない管理者が多いからです。はじめはある程度患者に理がある内容のクレームでも、人に罵声を浴びせる時点で暴力と認識して対応を切り替えないといけません。ある程度の傾聴でもおさまらない言葉の暴力に皆さんが直面した場合は、身体的な暴力を避けるため患者と距離を取り、すみやかにその場を離れて上司に報告しましょう。

89

file.5 気難しいタイプ

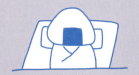

　私の病棟では、患者さんに合わせてシャワー浴をする日を週に2〜3回として予定を組んでいます。その日、担当患者さんがシャワー浴の予定だったので、朝のあいさつ時にその旨を伝えると「入らねぇ！さっき寝巻きは自分で変えたからいい」とのこと。シャワー浴をしない理由を確認してみると「3日前に入ったんだよ、別に入らなくてもきれいだから。そんなに言うのなら、あなたが入ればいいんじゃないの？」との返事でした。術後の痛みなどの訴えもなかったので、日程変更や清拭の提案をしましたが、イヤホンでラジオを聞きだしたためか、返答はありませんでした。

　家族に聞いてみると「前回シャワーをしてもらったときに、身体を洗う順番が自分で洗うときと違ったのが嫌だったみたいで……。こだわりが強い人なんです」とのこと。

　そこで私は、前回シャワー浴を担当したスタッフにシャワー浴でのやりとりを確認することに。すると「とくに身体を洗う順番についてなにも言われませんでした。シャワー浴後もなにか言ったりすることもなかったので問題視していませんでした」と教えてくれました。そのことを踏まえて、患者さんとその家族に「身体を洗う順番があれば教えてほしい」と聞いてみると、「たしかにこだわりがある方なんだろうな」と納得するほど特徴的な手順の説明を受けました。

　その後、患者さんへの看護計画を

> **かかわり方の一例**
> ✿ 敵対心を持たないようにする
> ✿ 否定はしない
> ✿ 考え方に共感する姿勢でいる
> ✿ 相手を立ててあげるような言い方にする
> ✿ 必要時、問題解決に向けチームカンファレンスを開き対応する
> ✿ 適度な距離を置く

修正し、スタッフと情報共有しました。患者さんには「洗う順番は共有していますので、今度はスタッフもバッチリです」とお伝えして、シャワー浴を再開してもらいました。

気難しい人のなかには、周りの人が自分を立てる、または自分の意見に同意することを当然と思い、ほかの人への接し方が過剰に威圧的になる人もいます。こちらとしては、**相手のことは否定せずに共感する姿勢、かつ相手をすこし立ててあげるような接し方も必要になる**と思います。もっとも、必要以上に下手に出なくても良いでしょう。**対応が難しいときは、自分1人だけで解決しようとはせずに、チーム全体で話し合うことが重要**です。

ドクターコメント

ある程度社会的地位がある人の入院は、厄介な面もあります。われわれ医療従事者は患者すべてに平等に対応したいのですが、相手は必ずしもそれを求めていないのです。つまり、意識的もしくは無意識的にVIP待遇を求めていることがあります。このような人たちにどのように対応するかはケースバイケースですが、プチVIP待遇（もしくはしているふり）して彼ら・彼女らの自己愛を満たすことも必要です。たとえば検査の時間が10分ほど早まったときに「（あなたのために）検査時間を早めてもらいました」とかアピールしたりします。ただ、できないことに関しては、毅然とした態度を取る必要があります。

file.6 個人情報聞きたがり屋さん

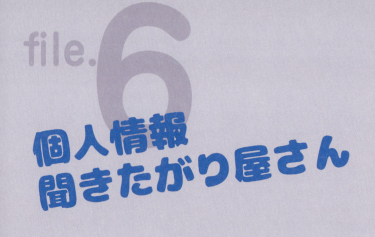

あのドクターの好きな乾電池のサイズは何？

部屋でバイタルサインを測定しているとき、「ねぇ、あのドクターは彼女いるの？」「近くに住んでいるの？」と聞く患者さんがいました。新人のときはあまりにも何回も聞かれることがあったので「彼女いるみたいですよ」と答えてしまったことがあり、その翌日には大部屋の患者さんたちに知れわたっていました。

その後も「近くに住んでいるのかしら？」と詮索が入ったので、「それは個人情報なのでお答えできません」と伝えました。私が、「彼女はいる」と答えてしまったにもかかわらず、急に口をガチガチに固めたのは、もちろんスタッフに注意されたからです。それに、自分がいない場でプライベートのことをバラされているのは嫌だなと感じたので、それ以降は口をつぐむようになりました。かたくなに言わないでいると、つまらない人と思われたのか、しだいに聞かれなくなりました。私が彼女の存在を話してしまったドクターに経緯をお話しして謝罪すると、「どんまい」と言って笑って許してくれました。お心の広さに感謝します。後から聞いた話だと、ドクターの情報を聞いてきた患者さんは、自分の娘の結婚相手にしたかったから情報を探っていたようです。

よくある話だと、「○○ナースは、年齢いくつぐらいなの？」などとスタッフの年齢を聞いてくることがあります。これも私が新人のころの話

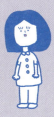

かかわり方の一例
- スタッフの個人情報は口外しない
- 「どうでしょう？」と言いながら同じ質問をそのまま返す
- うまく別の話に切り替える

ですが、「〇〇先輩は29歳です」と何も考えず正直に答えたことがありました。そのときは、「患者さんに聞かれたから答えた」くらいの気持ちでいました。しかし、そのやりとりを知った先輩は「今でも若く見られていたいから年齢は言わないように。いつまでも女性は乙女なのよ」と教えてくれたのです。当時は理解できませんでしたが、先輩と同じ年齢になると、あのとき話してくれた先輩の気持ちが痛いほどわかります……。

患者さんは気になったことがあれば、聞きやすいスタッフに聞いてくることがあります。**女性の年齢やプライベートなことは言わないでおきましょう**。トラブルの元です。

ドクターコメント

患者との個人的な情報のやり取りには注意しなくてはなりません。とくに精神科領域の看護に進む人は、患者に連絡先を教えることはアウトです。精神医学用語で転移という言葉があります。治療やケアをする側とされる側の関係から、患者は医師や看護師に特別な感情を抱きやすく、それが恋愛感情であれば恋愛転移と言います。精神科領域で医師や看護師が患者と恋愛関係になった場合は、倫理的にも法的にも責任を追及される可能性があります。では精神科以外の看護ではどうかというと、精神そのものを扱わないのでそれほど問題にされることは多くありません。ただし、患者・看護師関係の構造はほぼ同じです。

93

file.7

認知機能が低下した人

> やぁ！じゅげむじゅげむ
> ごこうのすりきれ
> かいじゃりすいぎょの…

　　私が担当していた短期記憶障害のある認知症の患者さんは、同じ質問でナースコールを5分おきに押していました。ナースコールが鳴って訪室すると「私はなんでここにいるの？帰りたいよ」と不安そうな表情でベッドに臥床していました。私は「今は、虫垂炎の手術をするために施設から病院に入院してきました。先生が治してくれるのでここにいてくださいね」と伝えると、「わかった」と返事があったのでベッドサイドを離れました。そして5分後にナースコールが同部屋から鳴ったので再度向かうと、同じ質問を受けました。私も先ほどと同じ回答をして、さらにメモにも同内容の文章を書いて、テーブルの上に置いておきました。環境が変わったことや手術に対して不安感が強いのかなと思ったので、すこしそばでゆっくりとお話をしていくと、表情も穏やかになっていきました。なかなか長時間そばにいてあげることは勤務上できませんが、認知症の患者さんにとっては、**落ち着いた雰囲気のなかでコミュニケーションを取る時間がとても大切**だと感じます。同内容の質問に対し、私たちがイライラして「さっき言ったよね、わかる？」なんて言ってしまえば、余計に患者さんの不安感は増すばかりで、状況は悪化します。また、人としての尊厳を守る観点からも、けっしてタメ語や赤ちゃん言葉を使用してはいけません。

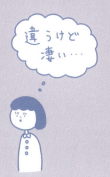

かかわり方の一例

- 優しく何回でも安心できるような声かけをする
- 本人のペースを乱さない
- 言葉だけではなく、表情やしぐさからも読み取る
- 「さっきも言ったよね」とは言わない
- タメ語や赤ちゃん言葉にならないようにする

また、**なるべく環境を変えない**ようにしてあげることも認知症患者さんの看護においては重要です。今回の患者さんは施設から転院してきたので、施設からのサマリーや施設スタッフから聞き出した情報に沿って、患者さんの生活リズムやペースに合わせるように配慮しました。言葉から気持ちをくみ取ることはもちろんですが、**言葉以外の表情や行動からちょっとした変化を見逃さない**ようにしましょう。

ドクターコメント

皆さんも長生きすればするほど認知症に罹患するのですが、とくに90歳を超えると半数以上の人がなります。よって、認知症患者のケアを行う場合は、将来の自分だと思って尊厳をもって接する必要があります。何度も患者から同じことを言われると嫌になってしまうかもしれませんが、認知症患者にとってみれば1回1回が真面目な話ですので、看護師は何度でも同じ答えを返してかまいません。一方、認知症では感情の記憶は比較的短期には失われないといわれているので「さっき言ったでしょう」「何度も同じことを言わないでください」という否定的な返答は、患者の心に深く突き刺さります。すなわち誰が言ったかは忘れますが、プライドをずたずたにされた感情だけは残るのです。

file.8
あなたはナース？
頼られることが大好き
お世話好きさん

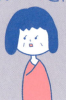

あんた そんなの
ツバつけとけば
治るから!! 退院!!

　ある日、私は受け持ち患者さんに内服の件で確認したいことがあって、部屋に向かいました。カーテンを開けると同じ大部屋の患者さんもいて、どうやらパジャマの着替えを手伝っているようでした。点滴をしていたのですが、うまく袖に通せておらず襟からルートが出ていました。「着替えるのが1人ではたいへんそうだから手伝っていたのよ」と手伝っていた患者さんは話していました。「お気遣いは感謝しますが、点滴など気を付けなくてはいけないものもあるので、ぜひ次からは私たちナースを頼ってください」と伝えると「看護師さん忙しいでしょう。私はもう退院が近いしできることは任せて」と話し、あまり私の思いが伝わっていないようでした。

　翌日もリネン庫からシーツを取り出して、隣の患者さんのシーツ交換までされていました。そして片付けまでも……。けっして同業者ではありません。このような行為が続いたため、手持ち無沙汰でまわりに目がいってしまっているのかもしれないということで、**ナース側から仕事をお願いする**ことにしました。ガーゼを4つ折りにする作業などをお願いすると、テキパキとこなしてくれます。退院するまで「何かお手伝いすることある？」とナースステーションに来て、指先のリハビリも兼ねてガーゼ折りをやっていただきました。お手伝いをお願いしてからは、ほかの患者さ

> **かかわり方の一例**
> ☆ 「ありがとう」と感謝の気持ちは伝える
> ☆ 困っている人を見つけたらナースに言うように説明する
> ☆ 逆にナース側から仕事を振る

んの介助をする姿を見ることはありませんでした。頼られることが大好きなお世話好きさんは、その頼みごとをむげにはできませんし、多少面倒なことであってもたいていのことは喜んで引き受けてくれます。

このようなタイプは、ほかの患者さんとも密に話をしているので「〇〇さん（患者さん）が退院の時期を気にしていたわよ」などと、ほかの患者さんが困っていることなどをナースに教えてくれたりもします。そして情報を聞いた私たちは、その患者さんから直接話を聞いて答えることができたりするなど良いこともあります。**情報をもらったときは「ありがとうございます」などと感謝する**ことも忘れずにしていきましょう。

ドクターコメント

お世話好きの人のなかには、自分が人のお世話をすることにより、世の中での自身の存在を確認するという目的のある人が含まれています。ボランティア活動に参加する人のなかにもいるので、必ずしも悪いことではありません。一方、このような人が依存の強い人と結びつくと共依存を形成したりします。典型的な例では、アルコール依存で周囲に迷惑をかける夫と、周囲に謝りながらその後始末をしてしまう妻のような関係です。

97

わたしの てへぺろ談 4

印鑑……？

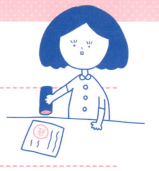

　これは紙カルテの病院の話です。抑制帯を使用している患者さんには、抑制帯による皮膚トラブルがないかなどを15分おきに観察して、15分1マスになっている用紙に確認の印鑑を押すことになっています。

　私は、3時まで確認したぶんの印鑑を連続でダダダダダッ……と押して「よし、OK」と言いました。すると、横にいた先輩がクスクス笑いながら「何がOKなの？」と聞いてきたので、「3時までの抑制帯確認が完了したということです」と伝えました。「用紙見てみな？」と言われたので、手元の用紙を見ると、先ほど押したはずの印鑑が押されておらず、真っ白‼「どういうことなんだ？」とテーブルに置いてあるものを確認すると、そこにあるのは用紙とリップクリーム。ん!?リップクリーム…？ そんなことが起こりうるのでしょうか…。

　当時、使っていた印鑑はフタが取れるタイプのもので、大きさも形状もリップクリームと似ていました。そして白衣の同じポケットのなかに2つとも入れていたので、印鑑とリップクリームを取り違えてそのまま押してしまったのです……。アホだ。まったく気づかなかった。夜勤中には、思いもよらないミスが発生するものです。

　一部始終を見ていた先輩からは、「あーお疲れなんだなあと思って、笑いながら見ていたよ」と言われました。用紙が少しベトッとなっていたのは忘れもしないです。疲れていたということにしましょう（笑）。

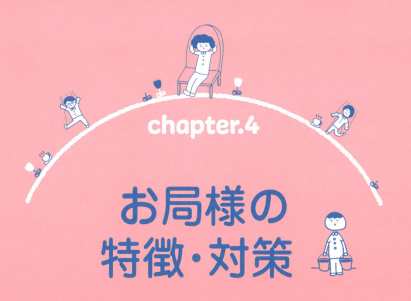

chapter.4
お局様の特徴・対策

どこの病院でも必ずいる人、そう、それはお局様。
お局様に嫌われると、働きづらい環境を強いられ、
胃に穴が開きそうにもなります。そんなお局様を敵対視すると、
倍返しが待っていますので、うまく共存していかなければなりません。
お局様と良いお付き合いができれば、
その場所で働きやすくなるのは間違いないと思います。
相手のタイプに合わせたかかわり方をすることは、お局様に限らず、
職場で気持ちよく過ごすための鉄則です。
「お局様の年齢はいくつくらいなの？」とよく聞かれますが、
だいたい30〜50歳くらいです。
まれに、病棟異動を一度もしたことがない20代が含まれることもあります。
やはり、1つの部署が長くなってしまうと権力を持って威張ってしまい、
お局様化していくように感じています。
ここでは、お局様を5つのタイプに分けて特徴と対策をまとめてみました。

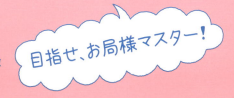

※ お局様に関しては、社会人の先輩として尊敬
していることを大前提として書いています。

file.1 主任・師長をもコントロールする陰の権力型

ナース図鑑でいうと…
赤リップ先輩（P.8）
甘辛先輩　（P.36）

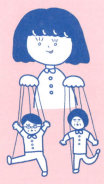

- 主任・師長ではない
- 主任・師長と同年代もしくはすこし上
- 主任・師長を敵対視している
- 主任・師長も太刀打ちできず、扱いに困っている
- 主任・師長を裏でコントロールしている
- 唯一、委員会や看護研究の拒否権を持っている
- いつでも自分が会話の中心でいたい欲が強い
- 周りにNOと言わせない圧力がある

対策
★ 不満があっても直接本人には言わないようにする。安全なスタッフと不満大会をするのが無難な対処法
★ 主張が激しいのは、認められたい欲が強いからなので、自分と同じ意見のときは賛同する
★ 自分と上司の意見が食い違うときに、味方について協力してもらう

若手の言い分
「威張りすぎ……」
「自分だけ面倒くさい仕事を避けるのはズルい！」

お局様の言い分
「看護の世界は年功序列よ」
「後輩が成長するために私は仕事を譲ってるの」

私が勤めていた病院では、委員会や看護研究の担当者を決めるのは主任と師長の役目でした。毎年、3月の上旬に来年度の委員会と看護研究担当者が書面上で発表されます。そして今年も発表される日がやってきました。

みんなが注目して見るところは決まっています。「教育委員会」と「看護研究」の2つはもちろんですが、いちばんの注目は権力型お局様が何かしらの担当に割り振られているかどうかです。発表されたと同時に、みんなで食い入るように書面を見て、「やっぱり……」といった表情でした。その理由は、お局様が今年も委員会や看護研究から逃れているからです。

そんなお局様は、「後輩たち、成長しなさいね」なんて言いながら、その場を立ち去っていきました。裏情報では、お局様が委員会などを決める主任・師長に近寄っていき「成長のために〇〇さんを教育委員にしたらいいと思う」などと口出しをしていたとか。主任と師長も、長年なにも担当していないお局様に対して、看護研究を担当するように伝えていたそうです。しかし、お局様は「私は、後輩指導で忙しいので無理です。ほかにやらせないといけない人たちいますよね」と全力で拒否したと聞きました。病棟で唯一、主任と師長からの指示に対して拒否権を持っているのはお局様たった1人しかいません。

そんなお局様は近寄りがたいときもありますが、主任・師長と意見が合わなかったときに味方につけると心強い存在になります。1人で意見する場合と、お局様と一緒にする場合とでは、対応の速度が明らかに異なるのです。主任・師長がスタッフによって対応を変えるのはどうかと思いますが、権力がない私にとっては、そのような場面では頼りにさせてもらっています。

ドクターコメント

このようなお局様を別の視点で見ると、病院内の政治力学に気づかされることがあります。役職のないお局様のなかには労働組合で重要な地位にある人もいて、師長などの管理者からすると扱いにくいと感じることが多いようです。結果、同じ部署で異動がほとんどない、という現象が見られるのです。ちなみに、労使の関係というのは病院によってかなり異なり、ワンマン経営で管理者が強い病院から労使関係が良好な病院、労働組合の力が強い病院までピンキリです。基本的に管理者、労働組合いずれもそれぞれ立場からの主張（ポジショントーク）を行うので、新人の皆さんは将来のキャリア（「自分たちの働く環境を重視する」「管理職を目指す」など）を見据えて労働組合活動を行ったり、逆にあえて距離を置いたりする必要があります。

file.2
ペースを乱すものは メッタ斬り！ 侍型

ナース図鑑でいうと…
押忍先輩　　（P.10）
ルーティン先輩（P.32）

今何か言った？

- ペースを乱されることを極端に嫌う
- ペースを乱す者がいれば、刀のような達者な喋りでバッサバッサと斬り倒す
- 話しかけていい時間を逃すと、その後話しかけづらい
- 定時までに仕事を終わらすよう突っ走り、ほかのメンバーを置いてでも定時で帰っていく

- ギブ・アンド・テイク精神。自分がしたギブをしっかり正の字でカウントしている
- スマートに仕事をこなすぶん、患者さん対応もあっさりしているのでクレームが多い

対策

- ★ 相手のペースの特徴を知り、ペースを乱すことなどはしないようにする
- ★ 刀がいつ出るのか十分に観察して、その人の波に乗るような行動をとる
- ★ いつもギブを重視して考える。テイクを過度に期待しないようにする
- ★ ギブしてもらったときは、必ずテイクする（ギブ・アンド・テイクの徹底）
- ★ 引き継いだ勤務のときにクレームが入ることが多いので、解決できないときは上司に相談し対応してもらう

若手の言い分

「まわりはかなり空気を読みながら仕事をしています！」
「正直、クレームの多さにこりごり……」

お局様の言い分

「私が働きやすい空間をつくるのが当然でしょ」
「ホテルのような対応を求められても無理。ホテルじゃないから！」

分のペースを乱されることを極端に嫌う侍型のお局様（侍先輩）は、自分のペースで進まなくなると機嫌が悪くなります。「自分のペースを乱される」とは、たとえば巡視前にチームの体温計と血圧計の定数が揃っていないとか、自分が申し送りをしてほしい時間に送ってもらえない、といった場合です。

以前、侍先輩が夜勤で出勤して、以下のような経緯で、ものすごく不機嫌になったことがありました。出勤後、侍先輩は自分で必要な情報を取り終えたので、ナースステーションにいた日勤チームメンバーに「申し送りあれば聞くよ」と声をかけたのです。しかし、その言葉が聞こえたであろうナースたちは、別の業務について話し込んでいました。申し送りを聞く体制でいる侍先輩にとって、その行為は自分のペースを乱す行為だったのです。その時間内に申し送りをされなかった侍先輩は、さっさと次の仕事に取り組んでいたところ、先ほど話し込んでいたナースが「申し送りしますね」と声を

かけました。しかし、時すでに遅し。この時点で侍先輩は自分のペースを崩されているので、機嫌が悪く取り合ってもらえません。**自分のペースを持っている侍先輩はルーティンどおりに動くことを好むので、できるだけその先輩のタイミングに合わせた行動をとってかかわっていくことが大切**なのです。逆に言えば、タイミングを合わせて行動をとっていけば、とくに支障はない存在です。もちろん、**イレギュラーなことが起こってタイミングが合わなかったときは、そのことをきちんとお話しすれば理解してもらえます。**

また、1人の患者さんの対応にあまり時間をかけず、あっさりとした対応をする特徴があるので、患者さんから「あの人、ぜんぜん話を聞いてくれない。すぐ違うところに行ってしまうの」などと、引き継いだ勤務でクレームを聞くことが多くなります。本人にうまくクレーム内容を伝えられるのであれば言ってもいいですが、今後の関係に響きそうであれば上司に報告し、上司から面談をしてもらうのが無難です。

4

ドクターコメント

マイペースでのんびりな看護師にとっては、敵であるタイプのお局様になります。また本人と違う方向で強迫的な性格の看護師にとっても敵になりますが、本人と同じ方向の強迫的な性格の看護師にとっては、波長が合うのでやりやすくなります。ただ、世の中に同じ波長の人はそういるものではないので、本人はいつもイライラしてしまい、それが周囲や患者にも伝わってしまうというかわいそうな面もあります。

103

file.3 私って美人で仕事もできるでしょ？エリート型

ナース図鑑でいうと…
新人嫌い先輩(P.14)

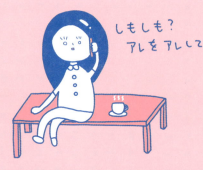

しもしも？
アレをアレして

- 美意識が高い、美しい人に多い
- 独身であることが多い
- 機嫌が良いときと悪いときがわかりやすい
- 自分と同等のレベルを相手にも求める
- 自分の幸せアピールはOK、他人はNG
- 医師と同等なレベルで話せる知識がある
- 基本みずから指導はせず、自分で学べ精神
- 休みの日は、研修に参加する努力家

対策
- ☆ 高いレベルを求められるため、日々勉強をしていく
- ☆ 勉強している人を好むため、自分が研修に参加したときはアピールするのもコツ
- ☆ 技術などを教えてもらいたいときもあると思うが、教えるのを好まないため見て盗むようにする
- ☆ プライベートなことは聞かないのが無難、自分幸せアピールはしない

若手の言い分
「仕事ができるって認めてほしいんでしょ」
「そんな性格だから独身なんじゃないの？」

お局様の言い分
「仕事ができる私に嫉妬してるんでしょ♡」
「私が本気を出せば男はイチコロよ。本気を出したことがないの」

エリート型は、つねに高い目標を立てて勉強に励んでいます。周りにも同じレベルを要求するので、力を抜いている人を好まない傾向があります。

以前、急変があってエリート型お局様が挿管介助についたことがありました。その姿がとてもスマートだったので、「スムーズにできるコツなどがあれば教えてください」と伝えると「私は勉強しているからね」と言うだけで何も教えてもらえませんでした。「私に聞くなんて100年早い！自分で勉強しなさいよ」的な目をしていたので、私はお局様が挿管介助につくことがあれば盗むように手技を見ていました。

また、お局様から同等に話せる知識を持っている人と認めてもらえれば、お局様から話しかけてくれるようになります。しかし、話せるようになっても、自分の知識や技術を教えるのは好きではないようです。結局、**教えてもらいたいことは聞いてもスルーされるので、見て盗む**ようにしました。邪魔にならないように見ているぶんにはとくになにも言わないので、この方法が最適かと思います。そして、このエリート型お局様が嫌うタイプは、先にも述べた力を抜いている人のほかに、彼氏や夫との幸せを振りまく人です。彼女は、「幸せ」ワードにとても敏感でした。トラブルにならないためにも、幸せアピールは場所を選んでするのが無難です。

しかし、お局様は自分の幸せアピールをする場合がたまにあります。そのときは話を聞いてもらいたい気持ちがあるので、大人な対応で聞く姿勢を持ちましょう。

ドクターコメント

医師も当然、診断や治療において見逃していることがしばしばあり、それに対して別の視点からの意見は大切です。医師と同等の知識や技量を持っている看護師は、医師からも尊敬されるので、皆さんはぜひそのレベルを目指してください。ただ、せっかくのその知識と技量をきちんと後輩に伝達するのが苦手な人もたしかにいます。このタイプは、看護師に限らず医師のなかにも見られます。

file.4 私は詰所に居ます！居座り型

ナース図鑑でいうと…
裏ドン先輩（P.26）
ワンス・アポン・ア・タイム先輩（P.42）

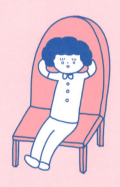

何かしようか？
簡単なやつ

- 基本、詰所（ナースステーション）にいる
- ナースコール・モニター音はBGM
- 口だけ達者、そばにいる人はあごで使う
- 業務連絡はすべてPHSを使う
- 席を離れなくて済むリーダー業務を好む
- 基本、移乗は頼んでくる
- 「何か手伝うことある？」と聞くだけ

対策

- ✯ お局様の担当部屋のナースコールが鳴ったときは「〇号室鳴ってます」と本人に聞こえるように伝える
- ✯ 見える範囲にいるとあごで使われるので、できる限り見えない位置で仕事を進める
- ✯ 「手伝うことある？」と聞かれて業務依頼するときは、座ってできる仕事をお願いする
- ✯ 座ってできる仕事は任せて、立ち仕事は自分でするなど割り切る

若手の言い分
「自分で動け！」
「手伝わないのなら聞いてこないで」

お局様の言い分
「先輩の言うことは聞くもの」
「若者と絡みたいときもあるのよ」

このタイプのおもな拠点地は、詰所(ナースステーション)です。

詰所にいるのに、自分の担当部屋のナースコールをBGMのように聞き流したりします。はじめは、なかなかコールを取らない姿を見かねて、私がコールを取るようにしていましたが、これでは自分の仕事がまったく進みませんでした。そこで、お局様の担当部屋が鳴ったときは「〇号室鳴っています」などとお局様だけでなく、周りのスタッフにも聞こえるように伝えるようにしました。そうすると周りからサボっていると思われたくない心理があるのか、お局様はみずから対応するようになったのです。

また、ときどきですが、「何か手伝うことある?」と聞いてくれることがありました。「明日の退院準備と今日の入院患者さんの手術オリエンテーションがまだです」と伝えても「そうなんだ、頑張ってね」といった返答がきます。重い腰を上げるのが苦手なお局様には、準備やオリエンテーションは動かなくてはできない仕事だったため断られたのだと思われます。しかし、**座ってできる仕事なら引き受けてくれる確率が高い**のです。そのため**居座り型お局様が引き受けてくれるような業務依頼をするのがコツ**です。実際に、立たないとできない仕事をお願いすると「ファイト」と言うだけで動きませんが、パソコンで確認できるような座ってできる仕事をお願いすると「いいわよ」と取り組んでくれました。本当は、仕事は選ばずにサポートしてもらいたいところですけどね。座り仕事専門の人と割り切って考えるのがよいかもしれません。

ドクターコメント

新人の皆さんがこのような横着な態度をとることはないでしょう。しかし皆さんのなかから必ずこのような人が将来現れてくるのです。その分岐点は何でしょうか? いろいろあるとは思いますが、その一つがモチベーション(動機付け)です。モチベーションといってもすぐに冷めたりするような短期的なモチベーションではなく、看護師という仕事に対するプライドであったり、こうなりたいというキャリアの願望であったりと、すこし長期的なものを指します。看護師は専門家であり一生勉強する必要があるので、本来ほかの職業よりはモチベーションを維持しやすい仕事です。

file.5 嫌いな人は公開処刑！意地悪型

ナース図鑑でいうと…
- マウント先輩　　（P.20）
- ヨイショ先輩　　（P.30）
- コントロール先輩（P.34）
- ゴーマン先輩　　（P.38）

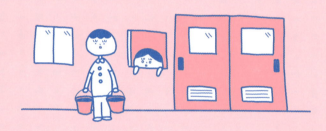

- 病棟異動をしたことのない20代なかばの人に多い
- 自分はできる、周りからの評価も高いと勘違いしている
- 自分のことを好いてくれる人に対しては親切、嫌いな人に対しては冷たい
- 失敗のあら探しをして、公開処刑をする

対策

- ✯ 冷たい態度をとられたときは、自分の振る舞いに問題はなかったか振り返ってみる
- ✯ 仕事を早く覚え、誰よりも早く、正確にできるようになる
- ✯ 敏感に反応しないようにして、気にしないフリをする
- ✯ このタイプが慕う先輩スタッフと良好な関係を築く
- ✯ あまりにもひどいときは、信頼できる先輩、もしくは上司に相談する

若手の言い分
「何でそんなにマウントしてくるの？」
「後輩たちは、あなたにはついていきません」

お局様の言い分
「女社会で生き抜くためよ」
「後輩はかわいげがないと嫌われちゃうよ、ほらスマイル♡」

このタイプのお局様は、自分が好きだと思った人、または利益が得られそうな人に対しては親切にする傾向にあります。自分が親切にしてもらえる側であれば問題はないのですが、それ以外は本当に苦労します。

あるとき、新人さんの1人が目を付けられていた時期がありました。新人さんのやることなすことすべてに対して間違いがないかをあら探しして、注意するときは必ず大勢の前での公開処刑でした。なんでこんな態度をとっているのかを周りのスタッフに聞くと、"新人さんからあいさつが返ってこなかったときから指導が厳しくなった"という話でした。

実際に新人さんに聞くと「先輩のあいさつを無視するなんてことはしていないと思います。しかし私は、朝が苦手でボーッとしていることが多いので、そのときの話でしたら私がいけないと思います」と話していました。お局様にも話を聞くと、「朝にあいさつをしたら完全に無視されました」といった主張でした。新人さんにそのことを伝えると「私がいけなかったんですね。謝罪してきます」とお局様に対して素直に自分のことを話し和解していました。それ以降は見ている限りでは、お局様は新人さんに対して冷たい態度を取ることなく接しているようでした。

かかわっていくなかで、**「何か冷たい態度だな」と感じたときは一度自分の振る舞いに問題はなかったのかを考えてみることは必要**かもしれません。**考えても身に覚えがないときは、とくに気にすることなく自分のペースで**仕事を進めていけばいいと思います。それでも**行き過ぎた指導が続くようであれば、周りにいる先輩たちに相談**しましょう。もしくは、お局様が慕う先輩と仲良くなると不思議と相手の態度が改まってきたりするものです。「自分の慕う先輩がかわいがる人なら、なにか魅力があるのだろう、私も優しくしようかな」といった心理になるのかもしれません。人は周りの人たちに影響されやすい生き物なのです。

ドクターコメント

教育的に他者をしかることは、じつは非常に難しいことです。なぜなら、多くの先輩看護師は必ずしも教育のプロではないからです。「怒る」と「しかる」を混同している人も多いです。よって「ほかの人の面前」で「怒る」という行為に教育的な効果があまり得られないということを知らない人がいてもおかしくありません。皆さんは、そのような先輩にはけっしてならないように気を付けましょう。

109

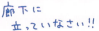

\私が思う/ 付き合いづらい お局様ランキング

1. 嫌いな人は公開処刑！意地悪型
2. 私って美人で仕事ができるでしょ？エリート型
3. 主任・師長をもコントロールする陰の権力型
4. ペースを乱すものはメッタ斬り！侍型
5. 私は詰所に居ます！居座り型

　私は、若手に多い意地悪型がいちばん害のあるタイプだと思っています。先輩・後輩関係なくマウントをとり、自分が嫌いだと思った人に対してはひたすら冷たい態度をとります。自分が嫌われた側に入ったときは、相当やりづらくなります。気にしないことがいちばんだと思いますが、中堅になった今でも転職した際に目をつけられないようにもっとも注意しているのがこのタイプになります。
　今回は、5つのタイプのお局様を挙げて紹介しました。
　お局様たちの言動で、自分が「嫌だな」と感じたことは、反面教師として後輩たちにはしないようにしましょう。長く同じ場所にいると環境や人間関係に慣れてしまうので、態度が大きくなってお局様化してしまう傾向にあります。病院側も定期的な人事異動でお局様化を防いでいってほしいと感じます。
　こんなに「お局様、お局様」と言っている私自身もお局様化しないように、ときどき人との接し方を振り返り、片足を突っ込んでいないか確認していきたいと思います。

chapter.5
ナースマンの偉大さに感謝

男性看護師（以下、ナースマン）は年々増えてきています。
しかし、男女比で見れば、まだまだ女性が圧倒的に多い職業です。
そんな女性が多い職場では、水面下で女性ならではの戦いが行われるので、
「ナースマンがいてくれて良かった！」と思える瞬間はたくさんあります。
なんといっても、職場の雰囲気が良くなることがいちばんの強みです。
ナースマンがいる勤務と、いない勤務を比較すると、
女性の言動などの違いが明らかになります。
不在時は、発言する言葉がオブラートに包まれておらず、
言葉のとげとげしさが目立ちます。
しかし、ナースマンがいてくれるときは、男性の目があると意識するからか、
言葉がオブラートに包まれます。
そのため、私たち女性にとっては存在自体がありがたいナースマンですが、
じつはナースマンはものすごく女性ナースに気遣いをしてくれています。
そんな気遣いがあるからこそ、日々もめごとが少なく働いていけるのだと思います。
ここでは、私が出会った印象に残っているナースマンを紹介します。
また、ふだんなかなか言えないナースマンたちの思いを
twitterで募ったので、ご紹介します。

file.1 愛されナースマン

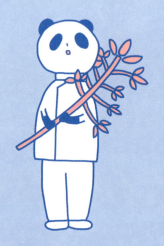

差し入れの笹です

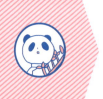

- 穏やか・爽やか・にこやか・物腰が柔らかい
- 気遣いができる
- 話をよく聞く
- 女性の変化にすぐ気づく
- 女性スタッフ・患者さんからモテモテ
- あせった姿は見せない
- ロールケーキなどの差し入れを切り分ける
- 男性特有の臭いを気にして、消臭スプレーは欠かさない

毎年バレンタインは、病棟の女性スタッフ全員から男性スタッフ個人にプレゼントを渡していました。

3月14日、ホワイトデーの日が夜勤だったナースマン。勤務前に休憩室で何やら作業をしている姿を発見しました。「ホワイトデーのお返しを作っている最中です」と、一生懸命に作業していました。その作業をのぞいてみると、説明書を見ながらバケツを抱えて何かを混ぜていました。なんと特大の手作りプリンを作っていたのです。「毎年ホワイトデーのお返しは悩むんですけど、今年は面白いのにしようかなと思ったんです。いろいろ探していたら、ネットで"バケツプリン"を見つけてポチリました」と教えてくれました。しかも、普通のプリン20個分の量だとか（苦笑）。ナースマンが何やら作っているとうわさを嗅ぎつけたお姉様方は、休憩室に来て「あら、もうかわいい」ときゅんきゅん状態に……。

そしてできあがったバケツプリンを女性ナースでいただくことに。いつもなら「お返しはやっぱり高級チョコが良いわよね」と言っているお姉様方が、幸せそうにバケツプリンを抱えて食べている姿は忘れもしません。母性本能をくすぐられたホワイトデーでした。

そんなナースマンは、差し入れのロールケーキなどを人数分に切り分けてくれたりもします。見えないところでも気遣い力が抜群なので、女性スタッフの心をわしづかみにしているのです。

助けてもらっていること
- ☆ 女性同士で意見がぶつかりそうなときの仲介
- ☆ 病棟の不穏な空気を変えてもらいたいとき

file.2 頼れる体育会系ナースマン

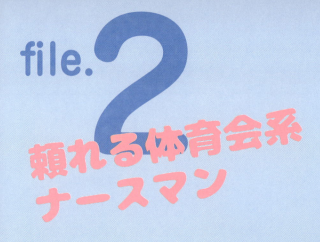

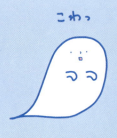

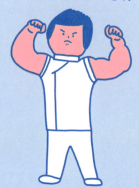

- ポジティブ・明るい
- 「〜っす」といったスポーツ系の敬語を使う
- 決断力・行動力がある
- 後輩の面倒見がいい
- 病院のスポーツ系サークルに所属している
- 一歩先のことを考えて行動する
- 体力がある・筋肉ムキムキ
- 無遅刻無欠勤
- 頼れる存在
- 申告はしないが、腰痛持ち

以前、私が受け持った患者さんは、基本ベッド上安静で、リハビリの時間だけ1時間ほど車椅子で過ごしている人でした。午前中にリハビリスタッフより、「今日の昼食から車椅子に乗って食べましょうか」と提案があり、実施することになりました。そして、昼食の時間帯が近づいてきたので車椅子に移乗することに。体格のいい患者さんだったので、気合いを入れていたところに体育会系ナースマンが登場しました。

ナースマンは、「僕が車椅子に移乗させるよ」と言って、すみやかに車椅子移乗を交代してくれたのです。そして、無事に車椅子に乗って問題なく昼食を食べ終わった患者さんのベッド移乗も一緒にやってくれたのです。

ステーションに戻ってから「ありがとうございました。おかげさまで助かりました」とお礼を言うと、「体格のいい患者さんの移乗は男性を頼っていいからね。また、いつでも呼んでよ」とのこと。もう「神なの？」と思いました。体育会系ナースマンは、体力がいる場面では必ず現れてくれる頼れる人なのです。

また、夜勤中にある患者さんから「誰かに足をマッサージされています」といった怪奇現象のようなナースコールがありました。女性ナースは「怖くないですか」と震えていたのに対して、ナースマンは患者さんのところへ確認しにいってくれて「フットポンプのことだったみたいだよ」と原因を追究してくれたりもしました。

助けてもらっていること

- ✦ 不穏患者さんへの対応、怪奇現象時の原因追究
- ✦ 移乗や介助浴など体力が必要なとき
- ✦ 虫を退治してもらいたいとき

file.3 出木杉くんナースマン

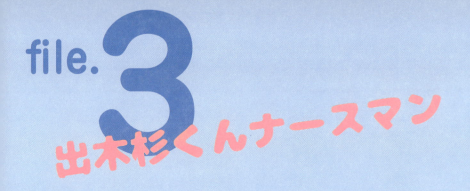
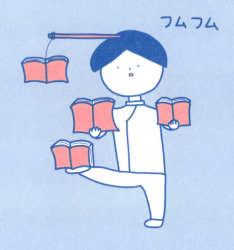

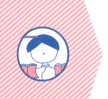

- 知識が豊富
- 勉強熱心
- 観察力が鋭い
- 指導好き
- 仕事を振ることができる
- 言い訳をしない
- ドクターも含め周りからの評価が高い

日勤勤務をしていたときのこと。その日は、緊急入院や手術、急変などが重なり、誰一人余裕があるスタッフはいませんでした。しまいには、新しく入ってきた仕事のなすり付け合いが生じて、スタッフの雰囲気や口調がどんどん悪くなっていきました。そんななか、ナースマンが一人ひとりの業務量を確認して忙しい人のフォローに回ったり、管理職へフォローを求めたりするなどしながら、的確な指示を出してくれたのです。そのおかげで、バタバタしていた病棟は数十分後に落ち着きを取り戻しました。忙しいときこそ周りを見る観察力と、的確な指示振りは見事でした。

そんなナースマンは周りから"出木杉くん"とよばれています。出木杉くんは、ドクターからの評価も高いため、よく「出木杉！〇〇さんの指示出ししたから受けといてくれ」とチームリーダーでない日も仕事を依頼されるほどでした。今日は誰がチームリーダーなのかドクターも把握しているのに、信頼している出木杉くんに仕事を頼みたいのです。

私はそんな姿を見て「ドクターからの信頼も激アツですね」と伝えると、「僕はたいした人間じゃないんだよ」となぜかいつも謙遜しています。できる人間は疎まれやすいですが、控えめな態度がみんなから好感を受けるのかもしれません。

5

助けてもらっていること

- ☆ 自分の苦手なことに関してのアドバイス
- ☆ 看護方針の相談
- ☆ キャパオーバーしたときのヘルプ

117

file.4
機械が得意な理系ナースマン

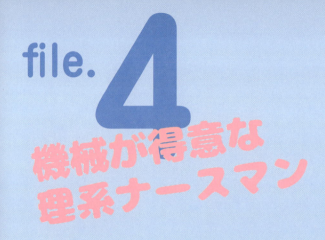

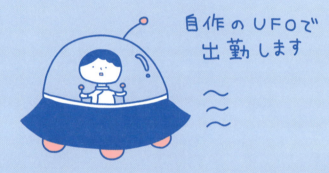

自作のUFOで出勤します〜

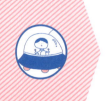

- パソコンなどの機械系が得意
- 自分で調べるのが好き
- 探究心が強い
- 時計や自転車も修理しちゃう
- 看護研究時はメンバーでないのにグラフや表を作っている
- 看護研究の相談を受け、たびたび他病棟に出張する

が看護研究の担当になったときの話です。研究メンバーと病棟で集まり、パソコンで作業していました。グラフの作成方法がわからなかったので、ナースマンに「このアンケートをグラフで表したいのですが、やり方を教えてください」とお願いしました。ナースマンは「はい、いいですよ〜」と快く引き受けて、教えながらグラフを素早く作ってくれたのです。ナースマンは「このあいだも、他病棟のナースが看護研究のことについて私に聞きに来ましたよ。今日みたいにグラフや表の作り方のことでした」と笑いながら話していました。自分の病棟以外からも頼りにされているなんてすごいと思ったし、嫌な顔をせず教えるナースマンも素敵だなと感じました。また、スタッフから「乗ってきた自転車がキィキィと音が鳴るのよ」と相談されたときも、自転車を点検するなど神対応のナースマン。仕事以外のお願いも紳士的に対応している姿を見て、「時には面倒くさいと思うことはないんですか」と聞くと、ナースマンは「自分が得意なことを頼ってもらえるとすごくうれしい」と笑顔で話していました。そして今日も、スタッフから腕時計の修理依頼が入るのです。

いつか、座っているだけのお局様を動かす機械を発明してほしいものです。

助けてもらっていること
- ✿ 電子カルテの操作がわからないとき
- ✿ コピー機やモニターで故障があったとき
- ✿ 看護研究でグラフや表作りがわからないとき
- ✿ 自分の腕時計や自転車に不具合が起こったとき

file.5 もはや姑！細かい系ナースマン

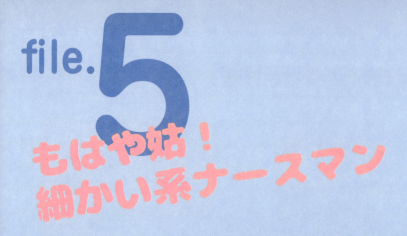

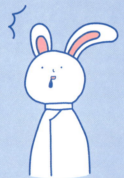

- 細かいことを気にする
- 地獄耳
- 完璧主義
- 過去のことをよく覚えている
- よく愚痴を言う
- 意外と気にしい
- 人に厳しい
- できる自分に酔っている
- うわさ話に目がない
- 話が長い

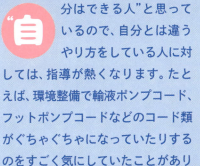

"自分はできる人"と思っているので、自分とは違うやり方をしている人に対しては、指導が熱くなります。たとえば、環境整備で輸液ポンプコード、フットポンプコードなどのコード類がぐちゃぐちゃになっていたりするのをすごく気にしていたことがありました。コード類をまとめてベッドの下に収納しておいても「もっとうまくまとめる方法はあるでしょ」などと言ってやり直していました。なにか嫌だなと感じる方もいると思いますが、実際にナースマンがまとめたコードはとてもきれいにまとまっているので、自分が「このやり方いいな！」と思ったら、やり方を学ぶのがいいかと思います。姑ナースマンには、敵対視するとぶつかってしまうので「教えてください」の姿勢が無難になります。

また、自分がインシデントを起こし対策案が思い浮かばないときに相談すると、親身になってアドバイスしてくれます。別名「インシデント対策アドバイザー」とも裏で呼んでいます。いや、頼りにしているのですよ。

助けてもらっていること
- ☆ インシデント対策相談
- ☆ ほかにもきっと助けてもらっていることはありますが……きっと……何でしょう？

Q1 女性ナースと働くうえで気をつけていることはなんですか？

〜実際に働くナースマンに聞いてみました〜

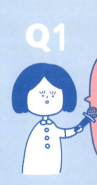

- うわさや不満を言わない
- 基本、**個別性に合った接し方を見つけて合わせる**ようにしている
- 「力仕事のときは声かけてください」と言う
- **空気のような透明人間**になる
- **相手の気持ちを察して、接する**ようにしている
- **否定しないこと、怒らせないこと**

【その他】
- 紳士的な対応をする
- 男性と女性で態度を変えない
- 清潔感のある身だしなみを心がける
- 「〇〇さんがいてくれて助かった、うまくいった、無事終わった」など、感謝の気持ちを伝える
- たがいに助け合う気持ちを持つ
- 仮眠は女性から先に行ってもらう
- 体臭には気をつけている
- 指導しなくてはいけない場面では、きつくならないように意識している

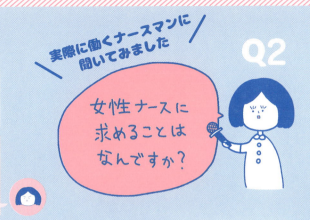

実際に働くナースマンに聞いてみました

Q2 女性ナースに求めることはなんですか?

女性スタッフ同士のいざこざに巻き込まないでほしい

不穏な空気になったら頼ってしまうことが多かったので、今後は自分たちでなるべく解決するようにします。

「あの人は嫌い」とか、感情だけで動かないでほしい

もう学生みたいなことはしないようにします。周りの人たちに気を遣わせてしまわないように、考えながら行動します。

穏やかな心を持って、感情的にならないでほしい

ホルモンバランスの関係もありますが、おだやかにフラットな感情を意識します。

腰が痛いときもあるので、そのときは力仕事を断りますが、ガッカリしないでほしい

もちろんです。いつも感謝の気持ちでいっぱいです。

男性だから男性が得意なことができて当たり前だと思わないでほしい（機械類や虫対応）

逆で言うと「女性だから料理や裁縫得意だよね?」と言われているような感じですもんね。当たり前だと思わないようにします。

【その他】

「病棟でいちばん美人な女性は誰だと思う?」など、うわさになりかねない質問は控えてほしい

★ そのような質問はしないようにします。もし、そのような質問をされている場面に出くわした場合は、別の話に切り替えられるようフォローします。

若い女性の対応はお願いしたいです（荷物の確認・オムツ交換・着替え・清拭など）

★ 私たちも若い男性患者さんに対応をお断りされたときはナースマンにお願いしているので、おたがいさまだと思います。遠慮なく声をかけてください。

うまく仕事をするために頑張っている男性に、たまにでいいので声をかけてほしい

★ このたび、ナースマンたちが女性と働くうえでかなりの気遣いをしてくれているのを知ることができたので、いつも以上に声をかけさせてもらいます。

123

まとめ

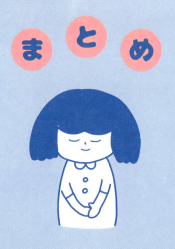

　ナースマンが、女性と働くうえで一番気を遣っていることは「相手の気持ちを察して、接すること」でした。私たち女性の気持ちをくみ取って行動してくれているおかげで、もめごとが最小限に済んでいるのだと再確認できました。そんな相手の気持ちになって、なおかつ透明人間みたいに波風を立てないように接しているナースマンたちに、私はなんてたくさんのお願いをしてきたのだろうと反省しました。そして、「男性だから得意だろう」と決めつけるのではなく、相手が苦手とすることをあらかじめ理解しておくことも重要だと思います。また、仕事をお願いしたときは、やってもらっている間にナースマンの仕事でできることがあれば取り組むなどして、どちらかが損をしたような気持ちにならないようにするのも大事かと思います。

　今回、貴重なご意見を聞けたので、明日からナースマンのありがたみをもっと感じて、一緒に仕事をしたいと思います。ふだんから感謝の気持ちを伝えることが、おたがいにモチベーションを上げて仕事ができるポイントかもしれません。

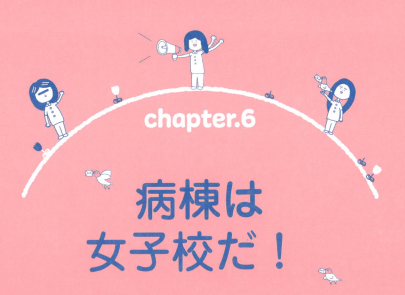

chapter.6
病棟は女子校だ！

病棟は、良くも悪くも女性社会。
いわば女子校のようなものです。
派閥があったり、うわさが広まるのが異常に早かったり、
女性が多い職場ならではの人間関係の難しさがあります。
そんな社会をどう乗り切れば良いか
悩んでいる人たちはたくさんいると思います。
ポイントを押さえるだけで、
上手に乗り切れることもあるので、
スキルを身につけましょう。

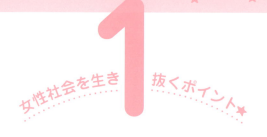

派閥は
把握しておく

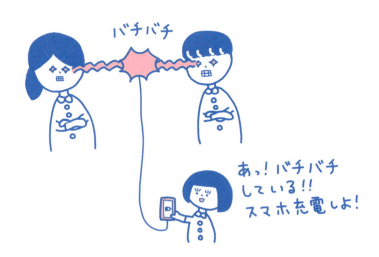

女性社会の場合、
どうしてもグループや派閥ができてしまうものです。

前勤めていた病棟は、師長VS主任という管理者同士の派閥がありました。

師長と主任の考え方に大きな違いがあるのが根っこの原因で、それが発展し、両者に分かれて明らかな悪口合戦が行われるなど、仕事にまで影響がでるほどでした。

入職してすこし経ったころに、先輩から「どっち(派閥)につくの？」と言われたことがあります。私は学生のころからグループや派閥で動くのが苦手で、中立的な立場でいたかったタイプなので、どちらにも属さない無派閥組でした。そのため、社会人になってからも無派閥組を選びました。

そんな無派閥側から見た派閥の印象は、いつも同じメンバーで行動をともにして、そこに属していることで安心しているように思えました。派閥組のトップは、女子校でいうボスみたいな人で、いわゆる権力者。その人の意見は絶対的でした。

アドバイス

ある程度、どこの病棟にも派閥があると思っていたほうが無難かもしれません。

入職して間もないころは派閥があることも知らず、すこし経って人間関係を観察していたら、何か大きな2つの派閥に分かれていることに気づきます。そして先輩から「どっち(派閥)につくか決めた？」なんて聞かれる時期が来るものです。

わからないときは「まだわかりません」でいいです。先輩に押されてどっちかの派閥に入れられてしまったら、抜けるのに時間がかかる印象です。また、抜けるための労力も相当必要になるので、最初の見極めがすごく大事になってきます。

あえてどこの派閥にも属さなければ、女性特有の面倒くさいことから逃れられるので、自分のペースを維持することができます。病棟に配属されたらまずは派閥を把握して、そこがどんな派閥組織なのかを知ることが大切だと思います。そして、派閥に入るメリット・デメリットをよく考え、自分はどちらかの派閥に入るのか、それとも入らないのかを決めればいいのです。衝動的、あるいはあいまいな気持ちで派閥に入ってしまうことだけは避けたいですね。

女性社会を生き抜くポイント★

2

悪口大会には
参加しない

ちょーかわいい〜　　　マジかわいい〜

やんのか
このやろう　　なんだ
このやろう

女性が何人か集まると、
その場にいない人の悪口大会が始まることは日常茶飯事です。

休憩のため休憩室で食事していたときに「本当にあの人、仕事できないよね。この間、手術2件しかないのにすごく慌ただしくしていて、ナースコールぜんぜん取らないの」と悪口を言いはじめる先輩がいました。私はその場でお弁当を食べていたので、嫌でも耳に入ってきました。

さんざん周りのスタッフと悪口を言っていましたが、その話題に出ていた人が来たら「遅かったね、私たちはご飯食べちゃったよ。先にごめんね」なんて笑顔で接している。その光景を目にしたときは、モヤモヤが止まりませんでした。

アドバイス

　悪口大会が始まったら一緒になって悪口を言うのではなく、とにかく「そうなんですか」「大変でしたね」と聞き役にまわりましょう。ときどき「あなたはどう思う？」なんて意見を求められることがありますが、同調して盛り上がることだけはしないようにしましょう。
　「いつの間にか主犯にされていた！」なんてトラブルもあるので、「どうですかね～」などと答えて乗り切る工夫も必要です。興味がなさそうなそぶりをして、ふわっとした存在感でうまくフェードアウトしましょう。
　「自分も裏で悪口を言われているのかな」と気にする人もいると思いますが、悪口は誰でも言われるものです。女性は、自分と価値観が合わない人や目立つような存在の人を見つければすぐに標的にしがちです。そして感じたことを自分の心に秘めておくのか、話してしまうのかは、心の大人度が問われます。
　観察しているとわかると思いますが、心の大人度が高い人は悪口大会には絶対に参加していないはずです。

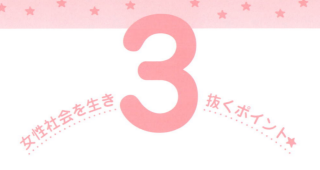

集団行動を
うまくかわす

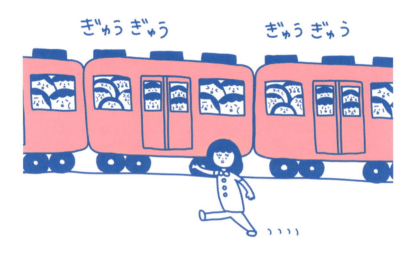

女性が多い職場では、
集団で行動するのは自然なことです。

休憩になると、休憩に入れた人からご飯を食べはじめることができます。

しかし休憩室では、何人かが集まるのを待って「休憩入ってくるのを待っていたよ、一緒に食べよう」と言って、やっとご飯を食べはじめたりするなど、なにかと集団で動く場面を目にします。

帰り際も同じで、自分は仕事が終わっているのに帰らずに「終わるまで待っているからね」と言って、ほかの誰かが終わるのを休憩室で待っていたりします。そんな姿を見て、後輩たちも自分の仕事が終わっているのに帰れない状況になっていることもありました。

アドバイス

なにかと集団で行動する人が多いですが、そこに縛られる必要はないかと思います。もちろんコミュニケーションは大切ですが、時間の都合や自分のリズムがあるのであれば、無理することはありません。食事のときは「もうお腹が空いているのでお先に食べます」と言って食べはじめれば良いですし、帰るときはまだ仕事が終わっていない人に対して「なにか手伝えることはありますか？」と聞いて、手伝えることがなかったら待つことなく「お先に失礼します、今日はありがとうございました」と言って帰ればいいのです。一緒に行動することは、社会人にとって必要なときもあるとは思いますが、それによってストレスを溜め込んでしまっては本末転倒です。

また、派閥の件とも関係しますが、いっそのこと「集団行動をしないタイプ」と印象付けてしまうのも一つの手段です。もっとも、常識がない人と思われないように、あいさつや声かけなどはきちんとしておきましょう。

女性社会を生き抜くポイント

4

院内恋愛している病棟スタッフの情報を収集しよう

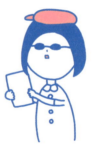

女性社会を複雑化させる原因は、
やはり"男性関係"です。

院内恋愛は意外と多く見られます。

あるとき、放射線技師さんが「ポータブルお願いします」とナースステーションに声をかけてくれました。ポータブル撮影の患者さんは先輩の担当部屋ですが、先輩が電話対応で忙しくしていたので、代わりに私がつくことにしました。

ポータブル撮影が終わり、技師さんと話しながらステーションに戻ると「〇〇さんのポータブル来たの？」と先輩から聞かれたので、撮影が無事終了したことを伝えました。しかし先輩は、「私の担当だったから呼んでほしかったのに」とプンスカ怒ってしまいました。声をかけなかったのはたしかに悪かったとも思いましたが、「そんなに怒ることなのか？」と不思議でいました。のちに、この放射線技師さんは先輩の想い人だったようで、院内で会えるのを楽しみにしていることがわかりました。正直「メンドくさい……」と思ってしまいましたが、次から気を遣うことにしました。

アドバイス

病棟スタッフの彼氏や想い人は前もって確認しておくと無難です。対象は医師、ナースマン、薬剤師、リハビリスタッフ、放射線技師、MRなど院内に出入りするすべての男性になります。もちろん、どうしても自分が対応しなくてはならない場面も出てくると思います。ただ、事前に病棟スタッフの彼氏や想い人が誰かだけでも把握しておくと、思いもよらないトラブルに巻き込まれる可能性は軽減できます。人間関係の情報収集は、女性社会を生き抜くためのコツなのです。

とはいえ、どうやって情報収集すればいいのかわからない人も多いと思います。まして恋愛話は、ものすごいスピードで広がるので、秘密にしている人たちも多いはず。そんなときは、ミ〇ネ先輩(p.22)を頼るといいでしょう。彼女は情報の宝庫です！

133

女性社会を生き抜くポイント **5**

男性関連のうわさは一瞬で広がる

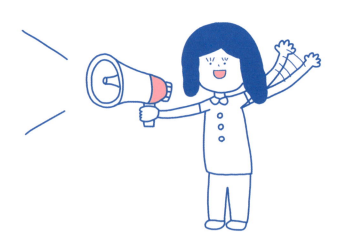

女性はうわさ話が大好きです。
院内のうわさはフレッ〇光なみの速さで広がります。

ある日の夜勤の休憩中、先輩が新人さんに「最近調子どう？　誰かいい人見つかった？」なんて恋愛話を聞こうとしていました。先輩と新人さんは「内緒にしてくださいね。この間、○○先生から食事に誘われて行ってきました」「もちろん、言わないわよ。それでどうだったの？」なんてやりとりをしていました。その場にいた私は、"この先輩は病棟一の情報通だけど話して大丈夫なのかな？"と心配になってしまいました。それを伝えるタイミングさえなく、新人さんは躊躇することなく話を続けます。

　翌日、新人さんが出勤するとスタッフたちから「なになに、○○先生と付き合っているの？」などと聞かれ、食事に行っただけの話が何倍も大きくなっていること、なにより、みんなが秘密を知っていることに驚いている様子でした。前日話した話が翌日広まっているなんてあまりにも早すぎる気がしますが、病棟ではよくあることです。とくに、恋愛関係のうわさは瞬時に広まります。

アドバイス

　落ち着いた夜勤で、ゆっくり話せる時間があると、恋愛の話になったりしますよね。
　自分が本当に気を許して話せる相手なら問題ないのですが、口が軽いというか、情報を広めてしまうような人には広まってほしくないことは言わないことが鉄則です。
　まずは、話す相手を見極めることが大事になります。情報通の先輩は話を引き出すのがうまいため、話してしまいそうになりがちですが、そこはなるべくかわして逆に相手に話をさせるように持っていくのがベストかと思います。医師と食事に行ったことがうれしくて話したくなる気持ちはとてもわかりますが、話が広まってしまった後のことをすこし想像して行動してみてください。どうしても話したいときは、職場が異なる同期や友人に話すことで気持ちを落ち着けるのが良いかもしれません。

6

女性社会を生き抜くポイント★

"女"をアピールし過ぎてはダメ

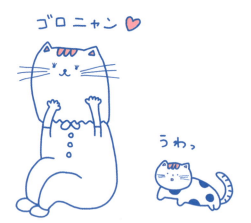

女をアピールし過ぎている女性は、ほかの女性スタッフから
同性としての敵対心を持たれがちです。

ふだん、同性に対して表情ひとつ変えず厳しく接する女性ナースがいました。しかしそのナースは、男性医師から「患者さんのご家族は、どれくらいのペースで面会に来られていますか？」と聞かれると、「週に3回ほど来られています！ご家族は……」と優しく笑顔ではしゃぐように接する人でした（普段から「結婚するなら絶対医者がいい♡」と口癖のように言っていました）。

すると、それを見た周囲の人たちは「なによ、男の前だけ態度を変えちゃって。猫かぶってるんじゃないわよ」と文句を言いはじめます。揚げ句の果てには、その女性ナースの悪いうわさはどんどん広がっていき、女性ナースに対するほかの女性スタッフの当たりが強くなる始末でした。こんな学生のようなことが、病棟でも起こるのです。

アドバイス

　女性だからこそ、敏感に察知してしまうのが「男性にこびる言動」です。
　「男性の前だけ、猫かぶっている」と思われたら、その場の挽回はかなり難しいかもしれません。必要以上にはしゃいだりすると目をつけられやすいです。女性スタッフを敵に回すほど、働きづらいものはありません。お気に入りの男性がいること自体は悪くないのですが、人付き合いは男女平等が鉄則です。相手によって接し方を変える人は、当然周りから信頼されません。
　とにかく敵をつくらないようにするには、気になる男性を目にしたときも、あふれ出るアドレナリンを抑え、心を落ち着かせて話すのが良いでしょう。これはもう、女性社会で生き抜くための教訓のようなものです。もしくは、女性と話すときもゴロニャン言葉で統一させるかの二択になります。

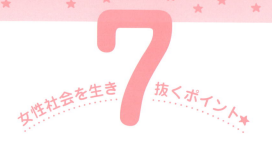

女性ならではの気遣いを忘れないようにする

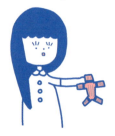
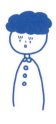

先輩、この前のお土産のお礼の
わら人形です。これでストレス発散
して下さい。いつもカリカリしているので。

なんか
ごめん

女性は執念深いところもありますので、
小さなところにも目を向けましょう。

ある先輩Ａさんが長期休暇で旅行に行ったようで、お土産を買ってきました。お土産は、病棟用だけでなく、仲の良いスタッフへの個人的なものをプラスで用意していました。それから何カ月か経ち、前回個人的にお土産をもらったスタッフＢさんが旅行に行き、病棟にお土産を買ってきました。

しかしＡさんは、「前回Ｂさんに、個人的にお土産渡したのよ。それなのに彼女この間お休みとって旅行していたのに、私には何もないのよ」とプンスカ怒っている様子でした。数年たった今でも、お土産のお礼がなかったことを話している始末です。

アドバイス

　日本人にはいただいたら返す習慣があると思います。とくに口うるさい人から個人的にもらったときは、自分が出かけたときにもお菓子やお土産などを買ってお返しするのが無難です。もちろん、ひとことお礼を述べることも忘れずに。

　また、渡す場所も考慮しておかなければなりません。個人的にお土産のやりとりをすることをよく思わない人もいます。「私はもらっていないのに、あの人には渡すんだ」など、あとあと面倒なことに巻き込まれないためにも、できれば２人になったときを選んで渡すのがいいと思います。

　ちなみに、「もらったら返す」つながりで言うと、同じように「ほめられたら、必ずほめ返す」ことも大事になります。

　たとえば先輩から、「髪の色暗くしたの？秋らしい色で素敵だね」と言われたのであれば、「先輩の髪の色もいつもキレイですよ」などと褒め返しましょう。相手を褒めることで、お互いがとても良い気分になれます。これは女性社会では鉄則でもあるので覚えておきましょう。

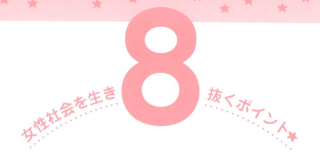

女性社会を生き抜くポイント **8**

やっかまれるようなことは言わない

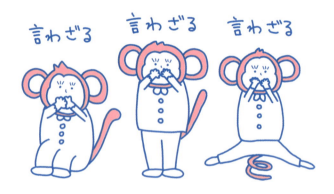

言わざる　言わざる　言わざる

女性は比較したがる生き物です。
嫉妬はされても恨みは買わないことが大切です。

迎会の飲みの席で、「どこの大学出身なの？」「彼氏は？」と質問する先輩に新人さんが「〇〇大学出身です。3年ほど付き合っている商社勤務の彼がいて、来年結婚式を挙げる予定でいます。今は同棲をしていて家事もほとんどやってくれます」と答えていました。それを聞いた先輩たちは「ふぅん、そうなんだ」と明らかに冷たい態度に変わりました。その後の張りつめた雰囲気に耐え切れず、新人さんは席を外してしまいました。

新人さんが不在になってからは「ねえ聞いた？聞いてもないことをペラペラと話していたわよね。自慢かしら？」と話しはじめました。

アドバイス

"自分より容姿端麗"、"異性にモテる"、"高学歴"などのキラキラ女性を妬む女性は多いものです。

今回は、自分より若い新人さんが、自分より「高学歴」「ハイスペック彼氏」「幸せな生活」というのが嫉妬の原因になってしまったと推測されます。質問していないことに関して答えているところも、自慢しているともとらえられてしまっています。余計な嫉妬心をあおらないためにも、スタッフのキャラクターをつかんでいない間は、質問されたこと以外は答えないようにしておくことが、安全かもしれません。謙虚な姿勢でいることが、女性からねたまれないコツだと思います。もっとも、必要以上の卑下は逆にひんしゅくを買うこともあるので、適度な謙虚さが求められます。

勝手に嫉妬して熱くなっているような人は、対抗意識をメラメラ燃やして挑発的な態度を取ってくる可能性もありますが、けっして感情的になって反撃しないようにしましょう。

実際に病棟で うまく過ごしていたスタッフたち

こんな女子校のような
病棟生活を乗り越えるコツとしては、
自分が過ごしやすいようなキャラクターを
つくり上げてしまうのも手です。
今まで私が出会ってきたスタッフのなかで、
病棟でうまく過ごしていた方たちのキャラクターを
まとめて紹介したいと思います。

予定があって早く帰りたいキャラ

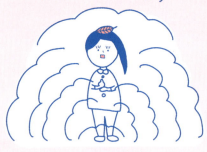

「先輩がまだ仕事を終えていないから、休憩室でお菓子を食べながらでも待っていよう」なんて人は多いと思います。早く帰ることは悪いことではないのですが、実際にはなかなか帰りづらい雰囲気があります。そんなときは、なんでもよいので予定をつくります。

本当に予定がある人はそのまま伝え、ない人は「お腹が空いたので、早く自宅に帰って冷蔵庫に入れてきたものを食べたい」など、本能のままを伝えてもよいです。"仕事後に予定がある人"、"早く帰りたい人"と思われれば「お先にどうぞ〜」などとまわりが配慮してくれるようになります。不思議とこのタイプがいると、ほかの人が終わるのを待っている周りの人も「私も帰ります！」と言えるようになり、職場の帰りやすい雰囲気づくりにも貢献しています。

単独行動が好きなキャラ

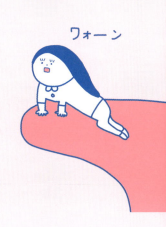

　休憩時間などでは集団で行動しないため、聞きたくもない愚痴やうわさ話を聞かないで済みます。また、1人の時間を過ごしたい人だと思われれば、たとえ同じ休憩室にみんなといたとしても、そっとしておいてくれるようになります。

　もちろん、あいさつや業務上のコミュニケーションはしっかりと行っているので、孤立することはありません。

飲み会やイベントに参加しないキャラ

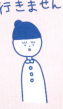
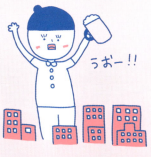

私、お酒飲むと巨大化するので飲み会行きません

うぉー!!

　ナースは、飲み会やイベントが比較的多い職種なので、お誘いを受けることは多々あるかと思います。しかし、"お酒が飲めない"、"大勢でワイワイ過ごすのが苦手"など、理由が明確にあって「誘っても来ない人だから」と思われれば、飲み会に誘われる回数は減るでしょう。

　また、忘年会などのイベント時には、夜勤をお願いされたりするなど、参加しなくてよいような体制に自然となっていきます。

プライベート秘密主義キャラ

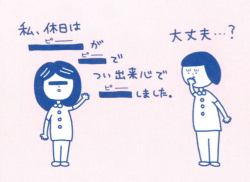

プライベートの話をすると、いつの間にかうわさ話が広まり、うわさの内容が何倍にも大きくなっていたりして、面倒なことに巻き込まれがちです。適度に話すことはコミュニケーションを取るうえで大事だと思いますが、自分がオープンにしてもよいことだけにとどめておきましょう。「プライベートは謎な人」というイメージが浸透すれば、しつこく詮索してくる人も少なくなります。

出世に興味がないキャラ

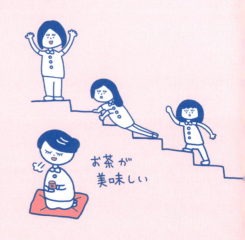

「誰々が主任の座を狙っているらしい」など、出世話は盛り上がる話題の一つです。本当に出世に興味がなければ、「出世には興味がありません」と断言しておくとよいかもしれません。

出世に興味がない人と思われれば、出世を狙う上昇志向系の人たちからライバル視されないようになり、病棟で過ごしやすくなることもあります。

SNSなんて興味ないキャラ

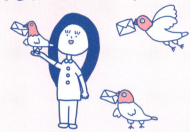

　個人の動向がわかるInstagramやtwitter。やっていることがバレることは、プライベートを監視されたも同然です。

　「この間の投稿見たよー、彼氏と旅行いってたんだね」なんてプライベートのことまで根掘り葉掘り聞かれます。SNSに興味ない人と思われれば、そんな話にはなりません。もしやっていたとしても、知られたくない人はこのキャラを作り上げてみてもいいかもしれません。

　下手に「閲覧するだけで投稿はしていないんですよ」と発言すると、「アカウントはあるんだ！ じゃあ教えてよ」ともなりかねないので、発言には細心の注意を払いましょう。

まとめ

　多少"変な人"と思われても、あいさつや礼儀はきちんと通して、ちゃんと仕事をしていれば、激しく攻撃されるリスクはほぼありません。キャラクターをつくり、周りから「あの子はああいう人だから」という雰囲気ができれば、居心地良く過ごせるようになります。そのうち自分と似たようなタイプの人がひょんと現れることもあるので、あせらずにいきましょう。

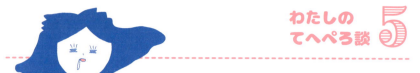

わたしのてへぺろ談 5
寝ぼけた先には…

　中堅の先輩と、2年目の同期と私とで夜勤を担当したときのことです。休憩時間を順番に取り、私は一番最後に休憩に入りました。やっと休憩する番になり、ものすごく眠たかったので、休憩時間終了の10分前にアラームをセットして仮眠に入りました。すぐに眠り込み、セットしたアラームが鳴ったにもかかわらず、それを消してさらに眠ってしまいました。深い夢の国に入り込んでしまったのです。

　夢のなかにいると「ちょっと起きなよ、時間過ぎてるよ」と聞き慣れた声がかすかに聞こえてきて、目を開けると、同期の姿がぼんやりと見えました。私は、その同期と2人でよく旅行していたので、「起きるの早いね。今日はどこに行く？」と旅行先だと勘違いして話しかけました。「ちょっと夜勤中だよ。今日は採血多いけど間に合う？」と、同期の言葉で一瞬に現実に戻されました。時計を見ると20分ほど休憩時間を過ぎていて、慌てて先輩に謝罪して業務に戻りました。

　患者さんからは「なんでそんなに髪の毛ボサボサなの？」と言われ続け、日勤で出勤したナースたちからは「仮眠室のベッド荒れてたけどどうした？」と言われるなど、またネタが増えてしまいました。

chapter.7
申し送りの心得・申し送られる側のタイプ

最近は、申し送りを廃止・短縮化している病院が増えてきていますが、
カルテに記載された記録だけでは伝えきれない部分を、
直接口頭で申し送る病院もあります。
そんな申し送りに対して、
苦手意識を持っている新人さんも少なくありません。
申し送る相手が苦手な先輩だった日には、より緊張が高まると思います。
そんなときは、申し送りのポイントを意識したうえで、
申し送られる側の特徴を把握して、
その人に合わせた送り方をして乗り切りましょう。
申し送りは、準備をすることで相手にも伝わりやすくなります。

申し送り前の新人さんの心情

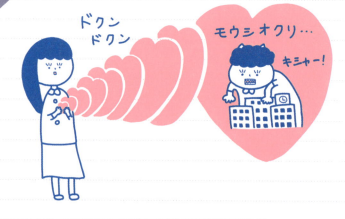

- 朝から、今日の申し送りをする相手が誰かを考えてしまう
- 申し送りの時間が近づくと、心臓の鼓動が聞こえてきて手が震えてくる
- 申し送り中、まわりのみんなの視線が怖い
- また怒られるのかと思うと逃げたくなる
- 苦手な先輩に送るときは、考えすぎて思考が停止する

　このように、新人さんは申し送りに関して相当なストレスを感じています。

　すこしでも気持ちを落ち着かせるために、まずは**申し送りのポイント**を押さえていきましょう。申し送りの時間になって急にその場で考えて送るのと、前もって準備して送るのでは、準備しておいたときのほうが混乱せずに送ることができるのは明らかです。頭のなかを整理して、慣れないうちは整理した内容をメモ書きして情報をまとめておくことで、安心して送れるようになりますし、相手にも伝わりやすくなります。

申し送りのポイント ※日勤から夜勤に申し送る場合

❶ 送る順番を考える

　ただ何も考えずに送るのと、送られる側が聞きやすいように意識して送るのでは、伝わりやすさがまったく違います。聞きやすくするには、まずは順番を考えることです。そのために、患者さんの情報を整理して、優先順位を考えてみましょう。例えば、以下のようになります。

【 送る順番 】

1. 重症患者：オペ患者、モニター管理患者など
2. 要注意患者：オペ後1日目、本日検査した患者、不穏患者、薬・点滴が変更になった患者、数値が不安定な患者など
3. 新患
4. 共有すべきこと：転倒リスクが高い患者に本日から離床センサーを設置したなど

※ 病院によっては"部屋順に送る"などやり方が決まっている施設もあるので、そのときは病院の方針に従ってください。

❷ はっきりとした口調で話す

　申し送りに慣れていない人や苦手意識のある人は、声が小さくなったり早口になってしまいがちです。そうなると相手側にも内容が伝わりづらく、正確な情報も抜けが目立ってしまいます。

【 ポイント 】

- ワントーン高い声で話すことを意識する
- マスクをつけたまま送る場合は、マスクで声がこもって聞こえづらいため、大きめの声で話し、早口にならないように心がける

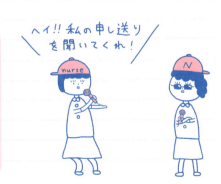

149

申し送りのポイント ※日勤から夜勤に申し送る場合

❸ 明瞭かつ簡潔に話す

申し送りに慣れていない時期は、まだ要点を押さえて話すことができないため、1人の患者さんのことについてダラダラと話してしまいがちです。ダラダラと話すと、相手の貴重な時間を奪ってしまいますし、相手も何が重要かわからなくなってしまいます。

【悪い例】
「午前9時に熱が37.5℃あり、クーリング開始しました。午後12時に寒気が出てきて再度測定すると38.5℃まで上がりました。熱発時の指示にあるボルタレン®座薬を使用して、午後4時には37℃まで下がってきました。今は、寒気もないのでクーリングしています」

【良い例】
「午前中より熱発して、12時に最高38.5℃まで上がり、指示の座薬を使用しました。最終37℃まで解熱してクーリング継続しています」

❹ 結論から先に言う

何を最終的に伝えたいのか、その答えが「結論」になります。結論を言ってから経緯などを説明すると、相手にも伝わりやすくなります。

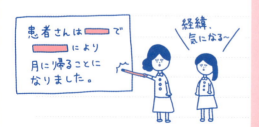

【例】
「○○さんは、本日転院が延期になりました（結論）」

「午後12時に最高39℃まで熱発し、採血・血培・尿培・痰培検査を実施しました。その結果、尿路感染が疑われたためバルーンカテーテルを抜去し、数値と熱が落ち着くまで転院を延期するとことになりました（経緯）」

❺ 新メンバー(新患)は濃く、古いメンバー(旧患)は要点だけ送る

　古いメンバーは長く入院しているので、スタッフはすでに情報収集をしています。そのため、申し送りをするとしても、要点のみで簡潔に済ませましょう。新メンバーは、だれもが詳しい情報をほしがるので、知ってほしいと思ってダラダラと送ってしまいがちですが、要点を押さえて送ることを心がけましょう。

【 要点の具体的な例 】
- バイタルサインに変化があった
- 検査があった
- 言動が不安定
- 新しい薬剤が開始された、または薬剤が変更になったなど

❻ 状態に変わりのない人は送らない

　とくに状態に変化がない患者さんについては送らなくてよいでしょう。変化がないというのは、バイタルサインが安定している、精神面が安定している、接していてとくにいつもと変わりのないことをいいます。

【 ポイント 】
私は、古いメンバーで状態に変わりのない人については、「変わりないです」という言葉すら送らなくてもいいと思います。

❼ 記録に残していることは送らない

　記録に残していることを送ることは、送る側にとっても送られる側にとっても、時間の無駄になってしまいます。

【 ポイント 】
重要な事項であれば、記録に残していると思います。もっとも、夜勤のナースが情報収集するまでに記録を残すことは容易ではないので、書けなかった部分で重要な事項を優先して送るようにしましょう。

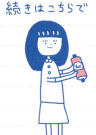
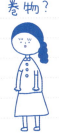

申し送りのポイント

※日勤から夜勤に申し送る場合

❽ 夜勤のナースにかかわること、翌日に送ってほしいことを言う

夜勤のナースにお願いしたいことは、基本カルテの伝言メモに記入していると思います。しかし、ダブってでも伝えたい重要情報があれば、口頭でも送りましょう。

【例】

1. 夜勤のナースにかかわること

● 家族のIC（インフォームド・コンセント）が夜勤帯であること、および家族が来棟する時間

● オペ患者の術後バイタルを測定する時間

2. 翌日に送ってほしいこと

● 糖尿病患者のお菓子を、家族が来たら事情を説明して持って帰ってもらうこと

❾「〜のようです」「〜みたいです」といったあいまいな言葉は使わない

このような表現で報告すると、無責任と思われてしまい、同時に信頼度も下がります。自分が責任をもって「〜です」と言い切る表現にしましょう。

正しい情報を伝達することは、送る側の役割であると同時に、責任でもあります。

【例】

「O_2 1L で SpO_2 90％ 半ばをキープできているようです」ではなく、
「O_2 1L で SpO_2 90％ 半ばをキープできています」と言い切りましょう。

申し送りの相手側のタイプ

　さまざまなタイプの先輩がいますので、そのタイプに合わせた申し送りをしましょう。それぞれの特徴に対して、どう対応策を考えて実施していくかがポイントです。

file.1 「うんうん」うなずく女神様

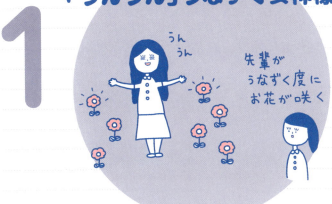

- 出勤するときから穏やかオーラ
- 申し送り前に「今日忙しかった？」など一声がある
- 申し送り中は「うんうん」と相づちを打ちながら聞いてくれる
- 申し送り中にかんだりしても、何も言わずにいてくれる
- 激しくつっこむことはしない
- 申し送る側が話し終わったら、聞きたいことだけ短く質問することはある

申し送り方
- 自分のペースで申し送りをする
- 最後に何か不明点はあったか確認する

　病棟に1人いるかいないかのレアなタイプです。
　申し送りがうまくできなくても、最後まで聞いてくれて批判することなく、最後に「これはこういうことを言いたかったの？」などと優しくフォローしてくれます。ただし、この優しさに甘えすぎてはいけません。何でも聞いてくれるからといって申し送る時間が長くなってしまうと相手にも負担がかかってしまいます。優しいからこそ、気を引き締めて送るように心がけましょう。

153

file. 2

「で？それで？」つっこみ系

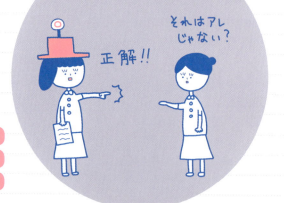

ナース図鑑でいうと…
- 押忍先輩　　　（P.10）
- コントロール先輩（P.34）
- 甘辛先輩　　　（P.36）

- タカアンドトシのつっこみトシ風
- 出勤時からつっこんでやる感満載
- 申し送り中はつねに目を光らせ、あら探しをしている
- 申し送りが修行の場のようになる
- 「で？それで？」が口癖
- 申し送りが終わったら淡々と自分で情報収集をし直す

申し送り方

- ★ クイズ大会に参加した気持ちでいく
- ★ 自信がなく不安そうに感じ取られると、つっこみが加速するので自信を持つ
- ★ つっこまれてあたふたと早口になったり、言葉が出なくなったときは、深呼吸をして落ち着きを取り戻す
- ★ 報告だけではなく、今後予測されることまで言うようにする

　送る側が状況報告だけで終わってしまうと、送られた側は「だからなにをしたらいいの？」という思いを持つため、つっこみとして「で？それで？」に表現されるのだと思います。そこで、今後予測されることまで考えて送ると、つっこまれる回数は減ります。
　例としては「昨晩、不穏だったので体幹拘束が始まっています。現在は落ち着いています」は、状況報告になるので「夜間帯は不穏になる可能性が十分にあります。先ほど精神科医に相談して不穏時の内服と点滴の指示を出してもらいました。状況を見ながら使用してください」まで言うと良いでしょう。
　つっこまれたときは、一瞬頭が真っ白になると思います。そのときは、深呼吸をして自分を落ち着かせ、気後れすることなく自信を持ちましょう。また、自分はどういったときにつっこまれるのかを分析することで、進歩すると思います。

file.3 「はい、はい」と焦らせてくる系

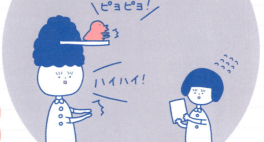

ナース図鑑でいうと…
コロコロ先輩　（P.18）
姑先輩　　　　（P.24）
ゴーマン先輩　（P.38）

- 出勤時から機嫌が良さそうではない
- 情報収集は基本的に自分でやりたい
- 自分ができる（自分が正しい）と思い込んでいる
- 申し送り中の顔つきは般若のように鋭い
- 申し送り中、かぶせるように「はい、はい」と焦らせてくる
- 申し送りが終わったと同時に「はい、おつかれさまでした」と言う、または離席する

申し送り方
- ★ あえて、すこしゆっくりとした口調で話す
- ★ 早口にならないよう声の速度を意識する
- ★ 早く終わらせたいと思うからといって、申し送る内容を省略しない
- ★ 強い口調や喧嘩を売るような言葉を使わないようにする

　自分が話している最中に「はい、はい」とペースを上げるように焦らせてくる、もしくはかぶせ気味で言ってくる人がいます。そんなふうにされると、焦って早口になってしまい、正しい情報が抜けてしまいがちです。また、早く送れば怒られることはないと思って早口にしたり、内容を省略してしまう人もいますが、それではいけません。

　相手が自分のペースに持っていこうとするならば、こちらも自分のペースに持ち込むために、あえてすこしゆっくりとした口調で話してみてもよいでしょう。そうすることで、相手はペースを崩しテンポが遅れてきます。実際に私はそのようにして申し送っていました。

　「焦らせないでください」などといった言葉は、さらに火をつけてしまいかねないので、やめておきましょう。

file. 4

「聞いていますか…？」終始無言系

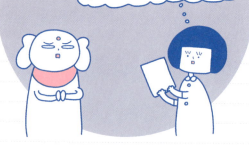

ナース図鑑でいうと…
新人嫌い先輩　（P.14）
ゴーマン先輩　（P.38）

- 出勤のときから強面
- ステーションにスタンバイしてまわりを寄せ付けないオーラがある
- 申し送り中は無言か退屈そうな様子
- 申し送り中にボールペンの芯を替え始める
- 申し送りが終わっても何も反応しない、むしろシャットアウトする

申し送り方

- ★ 申し送り中に相手を見ると恐怖感が増すので、相手のことは気にしない
- ★ 意外とちゃんと聞いているので、はしょったりせずしっかりと報告する
- ★ 申し送りをすることを途中であきらめないで（真矢みき風）
- ★ 反応がないため、「聞いていますか？」と言いたくなるががまんする
- ★ 終わった後に「何かありますか？」と確認したくなるが、その声かけだとにらまれる確率が高いので「何かありましたらお声がけください」が無難

　反応がなく終始無言の人は、意外としっかりと聞いている人が多いです。
　申し送っている側は相手の反応がないと表情や行動が気になり、チラッと見たくなると思います。しかし、見てしまったらもう最後。おそらく退屈そうにしていたり、ひどいときはボールペンの芯を交換していたりすることもあります。そんな姿を見てしまったら、余計に申し送りたくない気持ちが前面に出てしまいます。相手が聞いていないと思って、「聞いていますか？」などと言おうものなら「聞いているけど」とさらに機嫌が悪くなります。そういった言葉は発しないようにしましょう。安心してください、聞いています。また、間違っても、重要なことを申し送るのをやめたり、申し送ること自体をあきらめることはしないように。大人の対応をするのが一番です。

file. 5

「これは？こっちは？」申し送りで情報収集を済ませたがる系

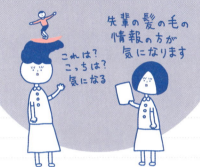

ナース図鑑でいうと…
- ミ◯ネ先輩　　（P.22）
- 裏ドン先輩　　（P.26）
- ヨイショ先輩　（P.30）
- テンパリ先輩　（P.40）

- 出勤がギリギリ
- 自分で情報を取ろうとしない
- 申し送りですべての情報を得ようとする
- 申し送り中「これ？ こっちはどうなの？」と記録に書いてあることまで聞いてくる
- 申し送りで聞いていないことは、普通に「送られなかったから知らない」と言う

申し送り方

- ★ ある程度、情報収集したのかを見極めてから申し送りをする
- ★ 申し送り時に電子カルテを開けばわかることは、「指示や看護記録に書いてあります」などと伝え、必要以上に答えなくていい
- ★ 自分の送りが終わったら「以上になります」といって退散する
- ★ 申し送り後もそばにいると質問攻めにあうので、なるべく退散する

　自分で情報収集をせず他者からすべての情報を得ようとする人は、申し送り時間が長くなってしまいがちです。カルテを開けば確認できることも、ズル賢く聞いてきたりもします。

　口頭での申し送りが終わって、近くで記録を入力していると「いつから熱が出ているんだっけ？」「痛み止めは次は何時に使っていいんだっけ？」と記録を見ればわかることを聞いてきて、自分の仕事が進みません。その問いに答えると、「この人は聞いたら答えてくれる人だ」と認識され、この先もずっと聞かれると思ってください。そのようにならないためにも「記録に書いてあります」と言い切りましょう。もしくは、その人と離れた場所で作業し、自分の世界に入ることをオススメします。

157

file. 6

申し送り不要です系

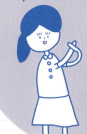
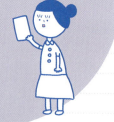

ナース図鑑でいうと…
- エビデンス先輩（P.12）
- 姑先輩（P.24）
- ゴーマン先輩（P.38）

- 自己完結型で自分に自信がある人
- 出勤はわりと早め
- 情報収集は申し送り前にすでに終わらせている
- 声をかけづらいオーラがある
- 「申し送りいらない」とクールに言う
- 自分で情報収集したなかでわからないことだけ聞くこともある
- 申し送る側が、これだけ送りたいと言うと「何？」と機嫌が悪くなる

申し送り方
- ★ 相手の情報収集終了時を見計らって「何か不明点はありますか？」と聞く
- ★ どうしても送ることがあれば「口頭で送りたいことが〇点あります」と伝える
- ★ ほんの一瞬出てくる"聞いてもいいよサイン"を逃さない

　自己評価が高い人（自分はできると思っている人）は、他人からの報告を受けることを極端に嫌ったり避けようとする傾向があります。しかし、申し送る側が「どうしてもこれだけは口頭で送りたい」という事項がある場合もあります。そんなときに「申し送らせてもらってもいいですか」と聞くと「なに？自分で情報取ったから申し送りはいらないよ」と不機嫌になります。そのため「1点だけ、〇〇さんの術後経過について申し送らせてください」と言うと、「情報は一応取ったけど、なに？」と聞く耳を持ってくれることが多いです。具体的に誰の何のことについて、またいくつ報告したいのかを告げることで相手も受け入れて反応を示してくれます。また、「送ってもいいですか」ではなく「送らせてください」と言い切るちょっとした強引さも必要です。ある程度、相手にも送る内容と拘束される時間を示すことで、一瞬聞く姿勢を持ってくれたりします。そこを逃さないようにつっこんでいきましょう。

file.7 仕事を押し付けてくる系

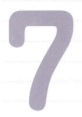

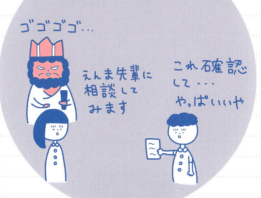

ナース図鑑でいうと…

- 裏ドン先輩　　　（P.26）
- コントロール先輩（P.34）
- 甘辛先輩　　　　（P.36）
- テンパリ先輩　　（P.40）

- 申し送られる側がやるべき仕事にもかかわらず、申し送る側が若手であれば確認するように仕向け、「確認ができたらあとでまとめて教えてね」と言って、その場を立ち去る
- しっかりと確認した人に対しては、優しく接する
- 「あなたの仕事だよね」というような威圧的な言葉を使う

申し送り方

- ★ 自分が確認したことに関してはしっかり受け答えをする
- ★ 正しい指摘だけに反応するようにする
- ★ 明らかに仕事を押し付けるようなときは、「先輩に相談してきます」と伝え、申し送る相手より上の先輩に相談する
- ★ バックに相手よりも強力な先輩の姿をちらつかせておく

　押し付けてくる人は、自分より立場が弱い人にだけそういった行動をとる特徴があります。

　あきらかに夜勤の仕事を日勤の自分に押し付けていると判断したときは、やらずに断りましょう。「やってあげたほうが今後優しくしてもらえるからやろっかな！」と考えてしまう人もいますが、それを続けるとこの先ずっと同じように頼まれてしまいます。威圧的な態度をとられ、断ることが難しいときは、「わからないので先輩に相談してきます」とその人がかなわない相手の名前を出すと、相手が「じゃあ、いいよ」となるので、困ったときはこの言葉を使ってもいいかもしれません。

まとめ

病棟に申し送りがうまい人がいると思います。
その先輩はどういう順序で話しているのか、
自分と違うところはどこなのか、観察してみましょう。
身近な人をお手本にすると、上達が早いです。

申し送りがうまい先輩は
今回挙げたポイントをきっと押さえていて、
申し送られた側が「申し送ってもらって助かった！」
「申し送りのおかげで動きやすかった！」と
思えるような申し送りをしているはずです。

ちなみに、いろいろと書きましたが、
私が現在勤めている病棟は申し送りがなく、
夜勤さんから「変わったことあった？」と聞かれたら
「とくにないです」と伝えて終了です。
こんな病院もあります。

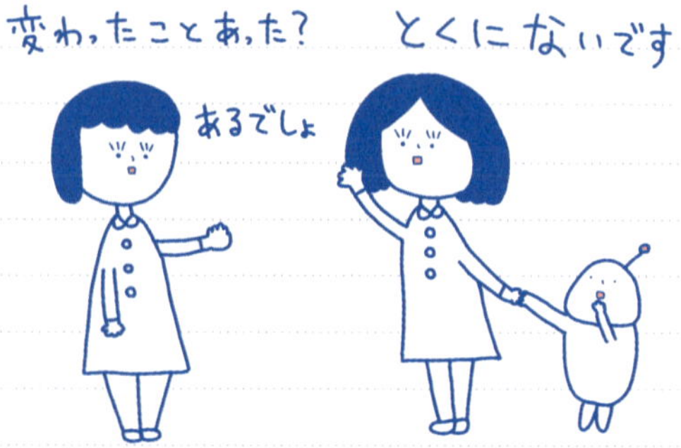

変わったことあった？　　とくにないです

あるでしょ

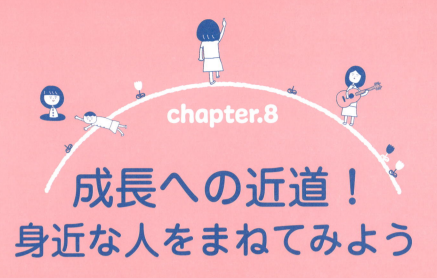

chapter.8
成長への近道！
身近な人をまねてみよう

私は新人のころ、
「今日もうまくいかなかった」「いつになったらできるようになるのだろう」と、
日々成長していない自分に焦りを感じながら働いていました。
成長したい気持ちは強いけれど、「成長への近道はなんだろう?」と
考えていたときに、ある先輩の姿が頭によぎりました。
その先輩は、新人のときに配属された部署の方で、
はじめて「この先輩すごい」と思った人でした。
私のプリセプターではなかったですが、ナース歴は10年目くらいで
とても仕事が丁寧、教育委員と学生指導を担当していました。
1日でも早く近づきたいと思い、すごいな、見習いたいなと
思ったことはすぐまねしていました。まねばかりしていたので、
その先輩からも「もしかして私のまねしてる?良いと思ったところだけ盗んでね」
なんて言われたこともありました。
気付けば、今の自分は当時尊敬していた先輩と同じような道のりを歩んでいます。
十数年経った今でも、心の中でその先輩を尊敬しています。
私のナースの基盤をつくってくれた人といっても過言ではありません。
こんなふうに、「成長したいな」と思ったら
まずは身近にいる仕事ができる人のまねをして、
やり方や考え方を身につけていくことが成長への近道になるかもしれません。
ここでは、私が尊敬しているグッバイ先輩をご紹介していきます。

尊敬できるポイント 1　身だしなみが整っている

　服装から髪型まで、いつでも身だしなみが整っていて、清潔感があり、着ている白衣はいつ見ても汚れが見当たりませんでした。

　身だしなみだけでなく、グッバイ先輩の机周りも整理整頓がいきわたっていて、スペースを見ればグッバイ先輩が使っているんだなというのが一目瞭然でした。

　私は、時間がたつにつれて髪型が乱れてしまっていたので、しっかりと意識してまとめるようになりました。また、自分が使用する机周りも乱雑になってしまうと、大事な書類が紛失するリスクも高まるので、整理整頓しながら働くように心がけるようになりました。

【 先輩の名言 】
- 身だしなみは社会人としての基本です
- 身だしなみが整っている人と整っていない人だったらどっちに看護されたい?もちろん前者でしょ
- 白衣は基本2日に1回交換、汚れたら即交換
- メイクはナチュラルに仕上げる、男受けメイクはプライベートでやればいい

尊敬できるポイント 2　最後まで話を聞いてくれる

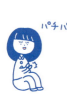
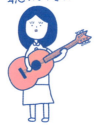

【 先輩の名言 】
- 「人の話は最後まで聞く」これは小学校のときに習った
- 自分がどうしても忙しいときは、要件だけ聞いて後でもいいのは後にしてもらう
- 後輩の悩みは先輩が解決するもの、なるべく早く解決してあげる

　どんなに忙しくても、時間をつくって話を聞いてくれるグッバイ先輩。あるとき、日勤で仕事をしていて、業務量の多さに優先順位がわからなくなってしまい、相談したことがありました。グッバイ先輩は自分の仕事をしていたのにもかかわらず、いったん業務を中断して話を最後まで聞いてくれました。ちゃんと話を聞く環境を整えて聞いてくれる姿に感動し、私もいつか後輩ができたら同じようにしてあげたいなと強く思いました。

尊敬できるポイント 3　患者さんの対応が丁寧

　患者さん目線を意識して、話しやすい雰囲気づくりをしているグッバイ先輩。その姿を見て、小さな気遣いや気配りが患者さんとの親近感と信頼感につながると感じました。例えば、ケアが終わったら「失礼しました」と立ち去るのではなく、「ほかには何かありますか」とひと声かける姿を見て、真似するようにしました。私は業務に追われてしまうと、患者さんとの会話がおろそかになってしまったり、頼まれた仕事が済んだら「失礼します」と言って立ち去ってしまっていたので反省しました。

【 先輩の名言 】
- 対応を丁寧にしておくことでナースコールの数が減る
- 患者さんにとっての要件は1つとは限らない、決めつけない
- 最後の最後まで気配りできるのが真のナース

尊敬できるポイント 4　レスポンスが早い

【 先輩の名言 】
- 自分の判断で緊急度を決めてはいけないこともある。どの要望も患者さんにとっては至急対応してほしいこと
- 患者さんからのアクションは、どんなことに対してもすぐ解決してあげることが満足につながる

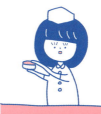

ヘイラッシャイ！何でもすぐにぎりますよ!!

　患者さんから聞かれたことや頼まれたことに対して、対応速度がずば抜けていました。レスポンスが早いと患者さんの満足度にもつながるものです。
　あるとき、「テレビカードがほしい」と寝たきりの患者さんが希望されたことがあり、「今やっている仕事のあとに対応すればいいかな」と判断したことがありました。その後、テレビカードを購入して渡すと「料理番組で里芋の煮っころがしを作る予定だったの。好きなお料理の先生だから調味料の分量を紙に書いておきたかったのよ」と残念そうな表情。それ以降は、どんなささいなことでもすぐに対応するように心がけました。

163

尊敬できるポイント 5　先のことを考えて行動する

　患者さんの状態を先読みして行動することを大事にしていました。そうすることで、何を準備しておけば次の勤務の人が困らないかなどを考えることができます。たとえば、日勤の終わりの時点で、夜勤の早い時間帯に足関節骨折患者さんの入院があることが決まったとします。

　夜勤は3人態勢なので、日勤メンバーでベッドを準備して、患部を挙上する枕も含め必要物品を揃えておきます。足関節のため、腫れの程度によってはアイシングマシーンを使う可能性もあるので、すぐ対応できるように倉庫の取り出しやすい位置に準備しておきます。このように、患者さんの状態を予測しながら準備しておくと、夜勤さんもスムーズに勤務できます。

【先輩の名言】
- つねに2歩先のことを考えて、準備しておく
- 次の勤務の人が困らないように整えておくことが、前の勤務帯の役割にも含まれる
- 必要物品は、夜勤さんが困らないくらいを予測して補充しておく

尊敬できるポイント 6　忙しくても笑顔を忘れない

【先輩の名言】
- 忙しいのはこっちの都合。患者さんには関係のないことだよ
- 忙しいときこそ、忘れてはいけないのが笑顔だよ
- 笑顔がないと、後輩たちは話しかけづらくなり、インシデントにもつながりやすくなる

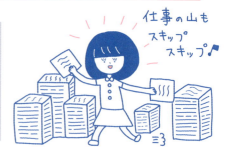

　たいていの人は、忙しくなると表情が険しくなり、言動もきつくなります。

　しかし、グッバイ先輩はけっしてそのようなことはなく、むしろ忙しいときこそ笑顔で接することを心がけていました。

　私も笑顔でいることは意識していますが、疲れてきたり忙しくなってしまうと表情が固くなってしまいます。そうすると、周りの人たちも話しかけづらくなってしまったり、気を遣わせてしまうことになってしまうので、笑顔のグッバイ先輩を見習っていきたいです。

尊敬できるポイント 7　間違っていることを指摘できる

　自分より上の立場の人や怖い先輩に対して、間違いを指摘することができない人は多いと思います。反対に、誰に対しても指摘できる人は貴重な存在です。

　私も、先輩が間違っていることを言ったときに、どうしても指摘できないタイプでした。「指摘したらその後の仕事やりづらいなぁ」なんて思ったりもして、指摘せずとも、うなずかないことがせめてもの反論でした。

　しかし、グッバイ先輩は周りにどう思われようと間違いは正します。自分の口でしっかりと指摘していました。その姿を見たとき、「この人についていきたい！」とあらためて感じました。

【 先輩の名言 】
- 間違っていることは正していこう
- 上でも下でもドクターでも、おかしいなと思ったときは意見を言う。それが中堅の役割でもある

尊敬できるポイント 8　環境整備が美しい

　グッバイ先輩が担当した患者さんの身の回りはつねに整理整頓されていて、「前の勤務は先輩だったのかな？」とすぐに気づけるほどでした。例えば環境整備では、ベッド周囲や床頭台の上まできちんと物が整理され、患者さんが使う頻度が高いものは手の届く場所にセッティングされています。また、延長コードや輸液ポンプのコード類もきれいにまとめられているのです。ほかにはマーゲンチューブのテープ固定がキレイに貼られていたり、お布団がきれいにかけられていたりと、すべてにおいて美しい。面会に来られた家族も「いつもきれいにしてくれてうれしいです」と感謝していました。

【 先輩の名言 】
- 看護は美しさでもある
- 環境整備は看護の基本
- キレイにまとめることで、患者さんの転倒リスクも減る

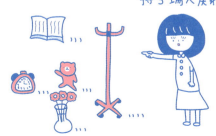

尊敬できるポイント 9　厳しさと優しさがある

　命にかかわる現場なので、そのぶん指導は厳しいです。しかし、グッバイ先輩からはその厳しさのなかにある優しさを感じることができました。

　夜勤時に急変があったときに、勉強不足で人工呼吸器の準備が遅くなってしまったことがありました。きつく指導され、自分自身の勉強不足が原因だったため落ち込みました。何日たっても自分のできなさに落ち込んで、なかなか前を向くことができませんでした。しかし、そんな姿を見てか、グッバイ先輩はその後のフォローで"苦手な部分はどこか"、"それを克服するためにはどうしたらよいか"まで一緒に考えてくれました。

【 先輩の名言 】
- ✦ 命にかかわることに関しては、厳しく指導する。それは指導者として当然。その後はもちろんフォローに入る
- ✦ 優しい先輩には誰だってなれる。厳しい先輩は嫌われがちだけど、後輩が成長するなら私は嫌われてもいい

尊敬できるポイント 10　陰でフォローする

　人前で大声をあげて指摘するのではなく、陰でフォローしてくれます。

　私が業務に追われて、いっぱいいっぱいになっているときがありました。その日は三交代の深夜入りでもあったので、なおさら焦りもありました。それに気づいたグッバイ先輩は、私の雑務を引き受けて「深夜入りでしょ？もう時間だし、あとは引き継ぐからあがっていいよ」と言ってくれたのです。

　以前、別の先輩には「まだ終わってないの？優先順位考えて働きなよ」とみんなの前で言われたことがあるので、影でのフォローがうれしかったことを覚えています。

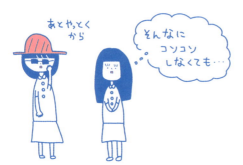

【 先輩の名言 】
- ✦ 大勢の前で指摘するのは、褒めてあげたいときにする
- ✦ 自分がされて嫌なことは相手にもしない

尊敬できるポイント 11　字がきれい

電子カルテになってからは字を書く機会も減ってきましたが、字が美しいと「仕事ができる」印象を与えます。

グッバイ先輩の看護記録はとても読みやすくて、字自体にも憧れていました。隠れて同じボールペンを買って使ってみたり、とことんまねをしていました（苦笑）。

【 先輩の名言 】
- 誰が見ても読める字で迅速かつていねいに書く
- 字が汚いと間違いが起こりやすい

尊敬できるポイント 12　前向きな気持ちにさせてくれる

【 先輩の名言 】
- ネガティブな気持ちはポジティブな気持ちに変えてあげればいい
- 誰だってネガティブな気持ちになる。そのときに肩をポンとしてあげるのが先輩の役割

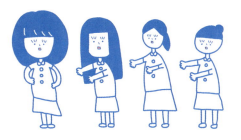

新人は環境の変化や慣れない仕事でストレスが溜まっています。

そして、仕事がうまくいかなかった場合には「仕事が遅くてすみません」などとネガティブになってしまいます。私も新人のころは自分に自信が持てず、よく「何回も聞いてすみません」と言って、手順を何度も確認していました。「先輩たちは急がしいのに私1人でできなくて申し訳ないなぁ」といつも思っていました。そんななか、先輩が「何回も聞くことは物事に対して慎重に取り組んでいるってことだよ。不安なまされるよりはすごく良いよ。自分1人でできないのは、まだ新人なんだから当然よ。逆に今の時期にバリバリ1人で自立していたら逆に何者なのって思っちゃうわよ」と言ってポジティブな気持ちにさせてくれたことを覚えています。

尊敬できるポイント 13 「先に上がってね」と言ってくれる

グッバイ先輩は通常の業務に加え、後輩を指導していたので、後輩のほうが先に仕事が終わることもありました。ただ、多くの先輩たちは一向に「先に帰っていいよ」という言葉を言わないため、後輩たちが帰れずに休憩室で先輩が終わるのを待っていたりします。

しかしグッバイ先輩は、「私の仕事はあと2つ残っているけど自分で確認しながらやりたいから、先にあがってね」と言ってくれました。ここまで言ってもらえると、私たちもあがりやすいです。本当に最後まで帰りやすい環境にしてくれる先輩だなと感じました。

【 先輩の名言 】
- 先輩が終わるまで後輩を待たせるのは論外
- 「先に上がってね」まで言わないと帰りづらいでしょう

尊敬できるポイント 14 自分の失敗談を聞かせてくれる

【 先輩の名言 】
- 自分の失敗談を話すことで、後輩たちが前向きな姿勢に変わるのなら私は何度でも話す
- 失敗して成長するんだよ。でも、その失敗をそのままにせず、次に生かすことが大事だよ

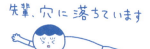

あるとき、私が血糖の再測定を忘れてしまい、インシデントになったことがありました。私が新人のころは、インシデントを起こすと「この世の終わりだ」というくらいに落ち込んでいました。そんな姿を見てグッバイ先輩が「私も新人のころ、たくさんのインシデントをしてきたよ。再測定忘れもあるし、血糖チェックをしなくてもいい人を測ってしまったりしたよ。大事なことは、次につなげることだよ」と、自分の失敗談を話してくれました。「こんなバリバリできる系ナースの先輩が自分と同じような失敗をしていたんだ」と思うと、とても親近感が湧きました。あのときの言葉はありがたかったです。

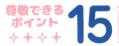

15 ユーモアがある「グッバイ」

笑わせてくれるユーモアもあります。

ピリピリとしている病棟ですが、そんななかでもユーモアを取り入れた表現などを使っていました。「おはようございます」と朝のあいさつをすると、「はい、おはよう」など学校の先生みたいに返してくれたりして、朝からクスッとなる雰囲気をつくってくれます。帰る際に「おつかれさまでした。ありがとうございました」と伝えると毎回「はい、グッバイ！」と言ってくれたりして、病棟の良い雰囲気づくりもしてくれていました。

【 先輩の名言 】
✦ 時には笑いのある現場にしないとね、率先して笑わせるよ
✦ 「はい、グッバイ！」

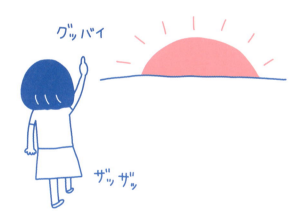

ナース川柳

研修医
薬を出して
取ってくる

🌸 オペと緊急入院が重なり病棟はバタバタ。研修医の先生が患者さんの薬変更の指示を出しました。病棟ナースは指示受けをして薬ができあがるのを待っていましたが、数分後に研修医の先生が「さきほど指示を出した薬、ここに置いておきます」。そう、私たちナースがバタバタピリピリしながら働く姿を見て、自分で処方した薬を薬局まで取りに行ってくれたのです。研修医の先生にまで気を遣わせるような雰囲気を出していたことを反省。あのときは申し訳なかったですが、ものすごく助かりました。

ダイエット
詰所のお菓子
誘惑だ

🌸「最近ちょっと白衣がきつくなってきたからダイエットしようかな」と白衣を着た感じで体重管理しているナースたち。ダイエットと決意しても詰所にはたくさんの甘いものが置いてあります。あまりにも美味しそうなものが置いてあるとつい手が伸びてしまうことや、周りのスタッフからの「食べなよ」攻撃でかなりの確率で誘惑に負けてしまいます。そして、気がつくと白衣のサイズがワンサイズアップするのです。

真っ昼間
すっぴんお酒
ナースかな？

🌸 休みの日に友人と早めのランチをしにカフェに行きました。隣の席には、すっぴんでお酒を飲んでいる年齢が離れた2人組の女性。聞こえてきた会話は「ドレーン量の締めの入力し忘れたかも……」でした。その会話を聞いて、夜勤明けでカフェに来たナースだと確信しました。キレイめの格好をしているけども、すっぴんにまつエク、手のネイルなし、昼間からのお酒は高確率でナースです。

見えないよ
識別コード
聞くベテラン

🌸 環境整備をしていると、患者さんのベッドや床から薬を発見することがあります。そのときに薬名を調べるのですが、ベテランナースが若手ナースに「この薬の識別コード何て書いてあるか見てくれない？」と頼んでいる姿をよく見かけます。若手ナースから"3415"と書いてあります」と教えてもらって、「プレドニン錠5mgか」と理解するベテランさん。若手のころはなんてことなく識別コードを読めていましたが、年齢とともに文字が見えづらくなっていくのですよね。トホホ…。

ロキソニン®
頼りにしてる
ナースたち

🌸 頭痛、腹痛、発熱などの症状に使える優秀なロキソニン®。ナースなら持っている率が高いお薬です。勤務中に腹痛などがあっても、ハードワークな仕事のためなかなか休めない場合があります。そんなときに助けを求めてロキソニン®に頼るナースはかなり多いです。あなたがいるから頑張れる、これからも私のそばにずっといてほしい、ロキソニン®先輩♡。

初対面
アナムネ並に
聞いちゃうよ

🌸 「はじめまして」の方にお会いすると、「お住まいは？」「家族構成は？」「仕事は？」「趣味は？」など病院のアナムネを取るかのように聞いてしまいます。学生時代からの習慣が自然とそうさせてしまうのです。職業病ですね。

見ちゃったよ
ドクターナース
デート中

🌸 休みに1人でショッピングしていたときに、同じ病棟の先輩を見かけたので声をかけようとすると、その隣には他科ドクターの姿が……。しかも手をつないでいたので、「ものすごい現場を見てしまった」と思った私は、なぜか見つかってはいけないと思い大慌てで隠れました。ちょっと待って、あのドクターはたしか小児科病棟に彼女がいる……これ以上は言えません。

お局が
今日もマウント
とっている

🌸 「この病棟では長年いる人が偉いんだから、若い子たちが重症部屋や忙しい部屋を見ればいいんだよ」と言うお局様。そうです、ナースの経験年数でマウントを取っているのです。そんなことをしていると、いつの日か自分が大変な目に合ったときに、助けてもらえなくなりますよ。

ドクターに
指示を出すよう
指示を出す

🌸 現在施行されている点滴や内服薬が継続になるのか、中止になるのかをドクターに指示を出してもらいたいナース。指示を求めてドクターに「指示ください」と指示を出すナースの光景です。

おわりに

人間関係のストレスは、ナースの退職理由の上位に入ってきます。

「先輩とうまく話せない」「仕事は楽しいのに人付き合いで嫌になる」と思う新人さんも少なくないでしょう。そして、その悩みをまわりに相談することができずに、1人で抱え込んでしまい、最終的に心が疲れてしまった新人さんは全国にどれほどいるでしょうか。

人間関係のストレスを減らすには、まず相手のことをよく知ることだと思います。そして、そのあとにどうかかわればうまく付き合っていけるのかを考えていけばいいのです。

苦手だと思う人とうまく共存するスキルは、ナースの世界でも求められます。

今回は、病院内によくいるタイプの人たちを挙げて、かかわり方をお伝えしました。本書で挙げたかかわり方を、すこしでもナース生活に役立てていただければうれしく思います。

どうか、新人さんや心が疲れてしまったナースにこの本が届きますように。落ち込んでいるときは、私の失敗談で笑ってくれたら幸いです。

そして、本書のモデルとして描かせてもらったスタッフのみなさん、悪意は
ありませんのでご了承ください。万が一「これって私のことじゃない？」と気
づいたとしても、クレームは受け付けておりませんので、何卒よろしくお願い
いたします。

最後に、本書を執筆するにあたり監修してくださった本田明先生、イラスト
レーターの駆け抜けるおにぎりさん、協力者の弁護士おまめさん、執筆を支え
てくれた友人、出版社のみなさまには感謝の気持ちでいっぱいです。

本書で紹介した内容のほかにも、新人さんに伝えたいことはたくさんあり
ます。このなかに書ききれなかったことは、Webサイト「中堅ナースの申し送
り」で紹介していますので、そちらも覗いてみてください。

最後まで読んでくださった皆さんに、"人間関係がうまくいく"おまじない
を贈ります。

**"アシタカラ
アナタハムテキ
カッコイイ"**

参考文献

- 気くばり調査委員会編. 相手もよろこぶ私もうれしいオトナ女子の気くばり帳. 東京, サンクチュアリ出版, 2017, 224p.
- 渋谷昌三. 心理学でわかるひとの性格・感情辞典. 東京, 朝日新聞出版, 2018, 240p.
- 植西聰. 対人力のコツ：人間関係が楽になる94の知恵. 東京, 自由国民社, 2016, 224p.
- 特集：患者さんとのコミュニケーション. Clinical Study. 40(5), 2019, 4-16.

著者紹介

［著者］中堅ナースのつぶやき

ナースとして働きながら、Twitterで新人・若手ナースや看護学生向けに情報を発信。ライター、ナース個人のアドバイザーとしても活動中。Webサイト「中堅ナースの申し送り」運営者。

［監修］本田 明

東京武蔵野病院内科医長。精神科専門医、指導医。精神保健指定医。救急科専門医。「看護師のための不穏・暴力対処マニュアル」ほか著書多数。当直時の朝食はムーンライトクッキー、夕食はポテチとコーラ。

［イラストレーター］駆け抜けるおにぎり

絵を描くにぎり飯。TwitterやInstagramでイラストを発信しており、グッズやLINEスタンプも発売。YouTube「のうてんきな青二菜」では、2人の絵描きと一緒にこぼれ話や日常話を放送中。好きなおにぎりの具はツナマヨ。

［Special thanks］
弁護士 おまめ

東京を中心に活動する弁護士。Twitterでは、法律の豆知識などを一般向けに分かりやすくつぶやく。弁護士のほかにもWebメディアを運営するなどマルチに活躍中。『オランジーナ』LOVER。

ナース＆ピース
―病棟をうまく転がる処世術

2019年12月15日発行　第1版第1刷©

著　者　中堅ナースのつぶやき

監　修　本田　明

イラスト　駆け抜けるおにぎり

発行者　長谷川　素美

発行所　株式会社メディカ出版
　　　　〒532-8588
　　　　大阪市淀川区宮原3-4-30
　　　　ニッセイ新大阪ビル16F
　　　　https://www.medica.co.jp/

編集担当　詫間大悟

装　　幀　小守いつみ（HON DESIGN）

印刷・製本　株式会社廣済堂

本書の複製権・翻訳権・翻案権・上映権・譲渡権・公衆送信権
（送信可能化権を含む）は、（株）メディカ出版が保有します。

ISBN978-4-8404-7185-5　　Printed and bound in Japan

当社出版物に関する各種お問い合わせ先（受付時間：平日9：00～17：00）
●編集内容については、編集局 06-6398-5048
●ご注文・不良品（乱丁・落丁）については、お客様センター 0120-276-591
●付属のCD-ROM、DVD、ダウンロードの動作不具合などについては、
　　　　　　　　　　　　　　　デジタル助っ人サービス 0120-276-592